ओ३म्

श्रीमदाचार्यवाहट-विरचितः

अष्टाङ्ग-निघण्टुः

हिन्दीभाषान्तर सहित

परिष्कर्त्ता एवं व्याख्याकार

आचार्य बालकृष्ण

AF809400

दिव्य प्रकाशन

दिव्य योग मन्दिर ट्रस्ट, पतञ्जलि योगपीठ हरिद्वार

प्रकाशक : **दिव्य प्रकाशन**
पतंजलि योगपीठ,
महर्षि दयानन्द ग्राम
दिल्ली हरिद्वार राष्ट्रिय राजमार्ग
बहादराबाद,
हरिद्वार–249405, उत्तराखण्ड
ई–मेल : books@divyayoga.com
वैबसाइट : www.divyaprakashan.com
दूरभाष : (01334) 244107,
240008, 246737
फैक्स : (01334) 244805
आई.एस.बी.एन. : 978-93-88508-32-2
मूल्य : 250/– (दो सौ पचास रुपये)
सर्वाधिकार : © प्रकाशकाधीन

प्रथम संस्करण : 4 अगस्त 2019
श्रावण शुदि 4, वि.संवत्- 2076

मुद्रक : **श्रीनाथ प्रिंट्स 'एन' पैकेजिंग**
1H-11A, एन.आई.टी. फरीदाबाद-121001 (हरियाणा)
दूरभाष : 0129-4025654, 9643317218, 8383048152

।।ओ३म्।।

।। इदं नम ऋषिभ्यः पूर्वजेभ्यः पूर्वेभ्यः पथिकृद्भ्यः।।

भूमिका

प्राचीनकाल से मनुष्यों की रोगमुक्ति के लिए ऋषियों ने जिस विधा का उपदेश किया, उसे हम आयुर्वेद के रूप में जानते हैं। आयुर्वेद के गहन अध्ययन-अध्यापन के लिए जिन ग्रन्थों की रचना की गई, उन्हें संहिताग्रन्थ कहा जाता है। संहिताग्रन्थों को सुगमता से समझने के लिए, उनकी शब्दावली को हृदयङ्गम करने के लिए प्राचीनकाल से ही उनसे सम्बद्ध निघण्टुग्रन्थों (औषधीयनामकोशों) की रचना की परम्परा रही है। इसी क्रम में हमें अष्टाङ्गहृदय से सम्बद्ध **अष्टाङ्ग-निघण्टु** उपलब्ध होता है।

ग्रन्थ-परिचय-

'अष्टाङ्ग-निघण्टु' पर्यायसंकलनात्मक शैली द्वारा रचित आयुर्वेदीय निघण्टु-परम्परा का प्राचीन ग्रन्थ है। इसमें अनुष्टुप् छन्द के अतिरिक्त शुद्धविराड्, उपचित्रा, मात्रासमक, आर्या, उपजाति, शार्दूलविक्रीडित, इन्द्रवज्रा, स्रग्धरा, वसन्ततिलका, मालिनी, द्रुतविलम्बित, स्वागता व शालिनी आदि नाना छन्दों का प्रयोग हुआ है। इसमें वाग्भट-प्रणीत अष्टाङ्गहृदय के ओषधीय द्रव्यों के पर्यायों का संकलन है। इसी शैली में सुश्रुतसंहिता से सम्बद्ध 'सौश्रुत-निघण्टु' एवं सिद्धसारसंहिता के अन्त में 'सिद्धसार-निघण्टु' भी मिलता है। इन निघण्टुओं में सम्बद्ध संहिताओं में चर्चित औषधीय द्रव्यों के पर्याय मात्र संकलित हैं।

अष्टाङ्ग-निघण्टु की मातृकायें (हस्तलिखित प्रतिलिपियाँ) दक्षिण भारत में उपलब्ध होती हैं। उपलब्ध मातृकाओं में इसे वाग्भट-विरचित बताया गया है-

इति श्रीमदाचार्यवाहटकृतनिघण्टुः समाप्तः[१]**।**

इति श्रीवाहटाचार्यविरचितायामष्टाङ्गहृदयसंहितायामष्टाङ्गनिघण्टुः समाप्तः[२]**।**

यद्यपि मातृकाओं में परम्परा के अनुसार इसे वाग्भट-विरचित माना जाता है, परन्तु यह किसी परवर्त्ती आचार्य द्वारा रचित प्रतीत होता है; क्योंकि

१. मेडिसिन ऑफ दि गवर्नमेन्ट ओरियन्टल मैन्यूस्क्रिप्ट लाइब्रेरी मद्रास से प्राप्त मातृका (ग्रन्थांक-R.४९६९)

२. तंजौर में उपलब्ध मातृका (ग्रन्थांक-११२९७)

प्राचीन आयुर्वेद-वाङ्मय में कोई ऐसा वचन उपलब्ध नहीं होता, जिससे इसे वाग्भट-विरचित माना जाए। अत: निष्कर्ष रूप में यही कहा जा सकता है कि अध्ययन-अध्यापन की आवश्यकता की पूर्ति हेतु किसी परवर्त्ती आचार्य ने अष्टाङ्ग-निघण्टु को वाग्भट के नाम से रचा था।

अष्टाङ्ग-निघण्टु का रचना-स्वरूप-

अष्टाङ्गहृदय, सूत्रस्थान के १५वें शोधनादिगणसंग्रहाध्याय में वर्णित द्रव्यों के पर्यायवाची अष्टाङ्ग-निघण्टु में संकलित हैं। इसके अतिरिक्त अन्य प्रकीर्ण द्रव्यों के पर्यायवाची भी इसमें संकलित किये गये हैं। इसी शैली के अनुसार १३वीं शती ई. में बोपदेव नामक प्रौढ विद्वान् ने भी 'हृदयदीपक-निघण्टु' में अष्टाङ्गहृदयगत औषधीय द्रव्यों के पर्यायों का संकलन किया है। इस प्रकार यह निघण्टु भी अष्टाङ्ग-निघण्टु की शैली का अनुसरण करते हुए रचा गया है।

पूर्वोक्त शैली से कुछ भिन्न रूप में धन्वन्तरि-निघण्टु, मदनपाल-निघण्टु एवं भावप्रकाश-निघण्टु आदि रचे गये हैं। इनमें पर्यायसंग्रह के साथ औषधीय द्रव्यों के गुण-धर्म एवं चिकित्सकीय उपयोगों का भी उल्लेख है। यह शैली अपेक्षाकृत परवर्त्ती है। धन्वन्तरि-निघण्टु का प्रारम्भिक रूप 'द्रव्यावली' नाम से रचा गया था, उसमें भी औषधीयगण एवं पर्यायसंग्रह मात्र था। वर्तमान धन्वन्तरि-निघण्टु उसका परिवर्धित रूप है। इसमें पर्यायों के साथ गुण-धर्म आदि का विस्तृत विवरण मिलता है।

इस प्रकार 'अष्टाङ्ग-निघण्टु' आयुर्वेदीय निघण्टु-परम्परा का प्राचीन निदर्शन (नमूना) है। परवर्त्ती मदनपाल आदि के निघण्टुओं में वही शैली पुष्पित-पल्लवित रूप में दिखाई देती है।

रचनाकाल-

अष्टाङ्ग-निघण्टु में कहीं रचनाकाल का उल्लेख नहीं है। अत: अन्त: साक्ष्यों के आधार पर ही इसके रचनाकाल का अनुमान लगाया जा सकता है। वृन्दमाधव (९वीं. शती ई.) में पारसीक यवानी का वर्णन मिलता है, परन्तु अष्टाङ्ग-निघण्टु में इसकी चर्चा नहीं है। इसी प्रकार १०वीं शती ई. के आस-पास रचे गये निघण्टुओं में अहिफेन, अकरकरा आदि जिन यूनानी द्रव्यों का वर्णन मिलता है, उनकी चर्चा भी अष्टाङ्ग-निघण्टु में नहीं है। परवर्त्ती निघण्टुओं में पर्यायसंग्रह

के साथ औषधीय द्रव्यों के गुण एवं चिकित्सकीय उपयोग आदि का भी उल्लेख मिलता है, जब कि अष्टाङ्ग-निघण्टु में केवल पर्यायों का ही संग्रह है। अतः इस निघण्टु का अनुमानित रचनाकाल ८वीं शती ई. के आस-पास होना चाहिए।

प्रस्तुत संस्करण-

अष्टाङ्ग-निघण्टु की उपलब्ध मातृकाओं में बहुलतया पाठदोष विद्यमान हैं। आचार्य प्रियव्रत शर्मा द्वारा किया गया अष्टाङ्ग-निघण्टु का सम्पादन यद्यपि बहुत ही सराहनीय कार्य है, परन्तु आधारभूत मातृकाओं के दोषबहुल होने से इसमें भी पाठगत त्रुटियाँ रह गई हैं। शर्मा जी के संस्करण के आधार पर हमने पाठशोधन के कार्य को आगे बढ़ाते हुए यह सम्पादन कार्य सम्पन्न किया है। इसमें पाठशोधन विशेष अवधान के साथ किया गया है। अमरकोश एवं धन्वन्तरि-निघण्टु के साथ मिलान कर बहुत-से पाठदोषों का निराकरण किया है। साथ ही अरुणदत्त-विरचित सर्वाङ्गसुन्दरा व्याख्या तथा हेमाद्रि-विरचित आयुर्वेदरसायन नामक व्याख्या का भी पाठशोधन में उपयोग किया गया है। इनके आधार पर शोधित पाठ की सूचना पादटिप्पणियों में दी गयी है। अस्पष्ट एवं संदिग्ध स्थलों पर अन्य निघण्टुओं के साथ मिलान कर बहुत-से संशोधन किये गये हैं। इनकी सूचना भी पादटिप्पणियों में दी गयी है।

इस प्रकार पूर्व संस्करण की अपेक्षा अधिक परिष्कृत कर पहली बार इस निघण्टु को हिन्दी अनुवाद एवं वानस्पतिक नामावली के साथ प्रकाशित किया जा रहा है। अतः यह संस्करण आयुर्वेद के अध्येताओं व अध्यापकों के लिए विशेष रूप से उपादेय होगा।

परिशिष्ट भाग-

अष्टाङ्ग-निघण्टु के प्रस्तुत संस्करण के अन्त में कुछ उपयोगी परिशिष्ट दिये गये हैं। **प्रथम परिशिष्ट** में अष्टाङ्ग-निघण्टु में प्रयुक्त हुए छन्दों का विवरण दिया गया है। **द्वितीय परिशिष्ट** में अष्टाङ्ग-निघण्टु में वर्णित द्रव्यों के पर्यायों की अकारादिक्रम से अनुक्रमणिका दी गई है। **तृतीय परिशिष्ट** में उपलब्ध पादपों के वैज्ञानिक नामों की अनुक्रमाणिका दी गई है। **चतुर्थ परिशिष्ट** में उन सन्दर्भग्रन्थों की सूची व संक्षिप्ताक्षर-सूची दी गई है, जिनका उपयोग पाठशोधन एवं व्याख्या आदि में किया गया है।

कृतज्ञताज्ञापन-

सर्वप्रथम अष्टाङ्ग-निघण्टु के सम्पादक **आचार्य प्रियव्रत शर्मा जी** के प्रति हम अत्यन्त आभारी हैं, जिनके संस्करण के आधार पर परिष्कार एवं हिन्दी अनुवाद किया गया है। प्रस्तुत ग्रन्थ के पाठशोधन में वैदिक विद्वान् साहित्याचार्य **प्रो. विजयपाल 'प्रचेता'** तथा **डॉ. राजेश कुमार मिश्र (एम.डी.-द्रव्यगुण)** पतञ्जलि योगपीठ हरिद्वार का सहयोग विशेष रूप से स्मरणीय है। ग्रन्थ को परिष्कृत रूप देने में विशिष्ट सहयोग के लिए **श्रीमद्दयानन्द कन्या गुरुकुल चोटीपुरा** (अमरोहा, उत्तरप्रदेश) की **आदरणीया प्राचार्या** एवं उनकी सहयोगी बहनों के प्रति हम विशेष रूप से कृतज्ञ हैं। ग्रन्थ के अन्तिम परिष्कार में मुम्बई-निवासी प्रसिद्ध **वैद्य श्री एस. डी. (सदानन्द दिगम्बर) कामत जी** का विशेष सहयोग रहा है। एतदर्थ हम आपके प्रति अत्यन्त कृतज्ञ हैं।

सम्पादन कार्य यद्यपि जागरूकता एवं विशेष अवधान के साथ किया गया है, तथापि अल्पज्ञता व मानव-सुलभ प्रमाद के कारण इसमें त्रुटियाँ रहना सम्भव है। कृपालु विद्वज्जनों एवं सुधी पाठकों से अनुरोध है कि यदि कोई त्रुटि या संशोधनीय स्थल दृष्टिगत हो, तो अवश्य अवगत करायें, जिससे आगामी संस्करण में परिष्कार किया जा सके।

श्रावण शुदि ४, वि.संवत्- २०७६

(४ अगस्त २०१९ ई.)

आचार्य बालकृष्ण

आचार्य बालकृष्ण

★ ★ ★

गणानुक्रमणिका

परिशिष्ट-भाग

परिशिष्ट-१ - अष्टाङ्गनिघण्टु में प्रयुक्त छन्दों का विवरण

परिशिष्ट-२ - अष्टाङ्गनिघण्टु वर्णित द्रव्यों की अकाराद्यनुक्रमणिका

परिशिष्ट-३ - अष्टाङ्गनिघण्टु में वर्णित द्रव्यों की वैज्ञानिकनामानुक्रमणिका

परिशिष्ट-४ - सन्दर्भग्रन्थ-सूची व संक्षिप्ताक्षर-सूची

★ ★ ★

अष्टाङ्गनिघण्टुः

[1]सर्वज्ञाय नमस्कृत्य द्रव्याणां गूढवाचिनाम्।
अष्टाङ्गसंग्रहोक्तानां निघण्टुरभिधीयते[2] ।।१।।

उस सर्वज्ञ परमेश्वर को नमस्कार करते हुए अष्टाङ्गसंग्रह में कहे हुए द्रव्यों के गूढार्थ को बताने वाले पर्यायशब्दों से युक्त इस निघण्टु को कहा जा रहा है।

अथ विदार्यादिगणः

विदारिपञ्चाङ्गुलवृश्चिकालीवृश्चीवदेवाद्वय[3]शूर्पपर्ण्यः।
कण्डूकरी जीवनह्रस्वसञ्ज्ञे द्वे पञ्चके गोपसुता त्रिपादी।।२।।

(उपजातिछन्दः)

विदारीद्वय, पञ्चाङ्गुल (एरण्डद्वय), वृश्चिकाली, वृश्चीव (पुनर्नवा), देवाद्वय (सहदेवा, विश्वदेवा), शूर्पपर्णी (मुद्गपर्णी, माषपर्णी), कण्डूकरी (कपिकच्छु), जीवनपञ्चमूल (शतावरी, काकोली, जीवन्ती, जीवक, ऋषभक), ह्रस्वपञ्चमूल (पृश्निपर्णी, शालपर्णी, कण्टकारी, वार्ताकी व गोक्षुर), गोपसुता (सारिवा) तथा त्रिपादी (हंसपादी)- ये सभी **विदार्यादिगण** के द्रव्य हैं।

विदार्यादिरयं हृद्यो बृंहणो वातपित्तहा।
शोषगुल्माङ्गमर्दोर्ध्व[4]श्वासकासहरो गणः[5] ।।३।।

---

१. इतः पूर्वं तमिलमातृकायामयं पाठः लभ्यते-
रोगादिरोगान् सततानुषक्तानशेषकायप्रसृतानशेषान्।
औत्सुक्यमोहारतिदाञ्जघान योऽपूर्ववैद्याय नमोऽस्तु तस्मै।। (उपजातिछन्दः)
स्मरहर वसुधेयं पीठिका दक्षिणांघ्रेर्गगनलघुतयातोऽकुञ्चितो वामपादः।
दशदिशभुजदण्डोच्छूललब्धावकाशा कनकमयसभा सा रङ्गमासीत् कथं ते।। (मालिनीछन्दः)
धात्रीपयोवह्निसमीरणाभ्रशशाङ्कभास्वत्पुरुषैर्निजाङ्गैः।
भैषज्यरूपैर्भवतां विधत्तामारोग्यमव्याहतमादिवैद्यः।। (उपजातिछन्दः)

२. अष्टाङ्गसंग्रहोक्तानां गणानां गूढवाचिनाम्।
अन्येषां विप्रकीर्णानां निघण्टुर्वक्ष्यतेऽधुना।। - तमिलमातृका

३. देवाह्वयः- सुरदारु। देवाद्वयेति पाठे एका सहदेवा द्वितीया विश्वदेवा चेति देवाद्वयम्-अ.हृ.सू.(सर्वाङ्ग०)- १५.९

४. ऊर्ध्वः=उदावर्तः- अ.हृ.सू.(आयुर्वेद०)- १५.१०

५. अ.हृ.सू.-१५.९-१०

यह विदार्यादिगण हृदय के हितकर, शरीर को पुष्ट करने वाला एवं वातपित्तनाशक होता है। यह शोष, गुल्म, अङ्गमर्द, उदावर्त, श्वास तथा कास रोग को नष्ट करता है।

विदारीद्वयनामानि

विदारी गजवाजीष्टा स्वादुवृष्येक्षुकन्दिका[१]।
श्रृगालिका वृष्यवल्ली[२] शुक्लकन्दा पलाशिका।।४।।
क्षीरेक्षुवल्लीकन्दान्या[३] क्षीरशुक्ला पयस्विनी।
वल्लीपलाशिका क्षीरविदारी श्रेष्ठकन्दकः।।५।।

विदारी, गजेष्टा, वाजीष्टा, स्वादुकन्दिका, वृष्यकन्दिका, इक्षुकन्दिका, श्रृगालिका, वृष्यवल्ली, शुक्लकन्दा तथा पलाशिका- ये **विदारी** के नाम हैं। क्षीरकन्दा, इक्षुकन्दा, वल्लीकन्दा, क्षीरशुक्ला, पयस्विनी, वल्लीपलाशिका, क्षीरविदारी तथा श्रेष्ठकन्दक- ये **क्षीरविदारी** के नाम हैं।

विदारी-वानस्पतिक नाम : *Pueraria tuberosa* (Roxb. ex Willd.) DC. **कुल** : Laguminiacae **अंग्रेजी नाम** : Kudzu

क्षीरविदारी-वानस्पतिक नाम : *Ipomoea cheirophylla* O'Donell. **Syn.-** *Ipomoea paniculata* (L.) R. Br.; *Ipomoea digitata* L. **कुल** : Convolvulaceae **अंग्रेजी नाम** : Giant potato

एरण्डद्वयनामानि

पञ्चाङ्गुलो वर्धमानश्चित्रो गन्धर्वहस्तकः।
उरुवूकस्तथैरण्ड आमण्डो वातनाशनः।।६।।
रक्तैरण्डो द्वितीयस्तु व्याघ्रो व्याघ्रतलोपमः।

पञ्चाङ्गुल, वर्धमान, चित्र, गन्धर्वहस्तक, उरुवूक, एरण्ड, आमण्ड, वातनाशन- ये **एरण्ड** के नाम हैं। रक्तैरण्ड, व्याघ्र तथा व्याघ्रतलोपम- ये **रक्तैरण्ड** के नाम हैं।

---

१. वृषगन्धेक्षुगन्धिका- मु.; स्वादुवृष्येक्षुकन्दिका- अ.र.
२. वृष्यवल्ली- अ.र.; पुष्पवल्ली- मु.
३. गन्धान्या- मु.; कन्दान्या- अ.र.

एरण्ड-वानस्पतिक नाम : *Ricinus communis* L. **कुल** : Euphorbiaceae **अंग्रेजी नाम** : Castor-oil plant

रक्तैरण्ड-वानस्पतिक नाम : *Jatropha gossypiifolia* L. **कुल** : Euphorbiaceae **अंग्रेजी नाम** : Castor-oil plant

वृश्चिकालीनामानि

नक्राहिदंष्ट्रिका काली[१] वृश्चिकाल्युष्ट्रधूमकः।।७।।
कालेयी धूमपत्रोष्ट्रा विशल्या सर्पदंष्ट्रिका।

नक्रदंष्ट्रिका, अहिदंष्ट्रिका, काली, वृश्चिकाली, उष्ट्रधूमक, कालेयी, धूमपत्रा, उष्ट्रा, विशल्या तथा सर्पदंष्ट्रिका- ये **वृश्चिकाली** के नाम हैं।

वानस्पतिक नाम- *Tragia involucrata* L. **कुल-**Euphorbiaceae **अंग्रेजी नाम-** Indian stinging nettle tree

पुनर्नवानामानि

पुनर्नवा वर्षकेतुर्वृश्चीवः श्वेतमूलकः।।८।।
वर्षाभूः दीर्घपत्रा च विकसस्तु कठिल्लकः।
सुनाडिको रक्तपुष्पो विशाखो मण्डलच्छदः।।९।।

पुनर्नवा, वर्षकेतु, वृश्चीव, श्वेतमूलक, वर्षाभू, दीर्घपत्रा, विकस, कठिल्लक, सुनाडिक, रक्तपुष्प, विशाख तथा मण्डलच्छद- ये **पुनर्नवा** के नाम हैं।

वानस्पतिक नाम- *Boerhavia diffusa* L. **Syn.-** *Boerhavia repens* L. **कुल-** Nyctaginaceae **अंग्रेजी नाम-** Hogweed

सहदेवानामानि

सहदेवा महागन्धा देवगन्धा बलाह्वया।

सहदेवा, महागन्धा, देवगन्धा तथा बलाह्वया- ये **सहदेवा** के नाम हैं।

वानस्पतिक नाम : *Vernonia cinerea* (L.) Less. **Syn.-** *Cyanthillium cinereum* (L.) H.Rob. **कुल** : Asteraceae **अंग्रेजी नाम** : Little ironweed

---

१. कोली- मु.; काली- च.नि.

नागबलानामानि

गाङ्गेरुकी नागबला खरगन्धा निशाह्वया।।१०।।
विश्वदेवा झषा काला तथा ह्रस्व[१]गवेधुका।

गाङ्गेरुकी, नागबला, खरगन्धा, निशाह्वया, विश्वदेवा, झषा, काला तथा ह्रस्वगवेधुका- ये **नागबला** के नाम हैं।

वानस्पतिक नाम- *Grewia hirsuta* Vahl. **कुल-** Tiliaceae **अंग्रेजी नाम-**Veronicalolia

मुद्गपर्णीनामानि

मुद्गपर्णी सहा सूप्यपर्णी मार्जारगन्धिका।।११।।
काकमुद्गा क्षुद्रसहा[२] ह्रस्वा पित्तहरा[३] च सा[४]।

मुद्गपर्णी, सहा, सूप्यपर्णी, मार्जारगन्धिका, काकमुद्गा, क्षुद्रसहा, ह्रस्वा तथा पित्तहरा- ये **मुद्गपर्णी** के नाम हैं।

वानस्पतिक नाम- *Vigna trilobata* (L.) Verdcour **Syn.-** *Phaseolus trilobatus* (L.) Schreb. **कुल-** Fabaceae **अंग्रेजी नाम-** African gram

माषपर्णीनामानि

पिशाची सिंहविन्ना च माषपर्णी महासहा।।१२।।

पिशाची, सिंहविन्ना, माषपर्णी एवं महासहा- ये **माषपर्णी** के नाम हैं।

वानस्पतिक नाम- *Teramnus labialis* (L.f.) Spreng. **Syn.-** *Glycine labialis* L. f. **कुल-** Fabaceae **अंग्रेजी नाम-** Blue wiss

कपिकच्छुनामानि

मर्कटी चात्मगुप्ता च कण्डूकृत् कपिकच्छुरा।
ऋषभी लाङ्गली[५] कण्डूकरी शार्दूलविग्रहा।।१३।।

---

१. चाश्व०-मु.; ह्रस्व- च.नि.
२. क्षुद्ररसा-मु.; क्षुद्रसहा- अ.र.
३. ह्रस्वा पित्तहरा- अ.र.; चास्रपित्तहरा- मु.
४. सरा- मु.; च सा- अ.र.
५. वृष्यबीजा गले- मु.; ऋषभी लाङ्गली- अ.र.

मर्कटी, आत्मगुप्ता, कण्डूकृत्, कपिकच्छुरा, ऋषभी, लाङ्गली, कण्डूकरी एवं शार्दूलविग्रहा- ये **कपिकच्छु** के नाम हैं।

वानस्पतिक नाम- *Mucuna pruriens* (L.) DC. **Syn.-** *Mucuna prurita* (L.) Hook. **कुल-**Fabaceae **अंग्रेजी नाम-** Common Cow itch

शतावरीनामानि

फणिजिह्वापर्ण्यभीरुः पीवरीन्दीवरी वरी।
सूक्ष्मपत्रा द्वीपिशत्रुः शतमूली शतावरी।।१४।।

फणिजिह्वापर्णी, अभीरु, पीवरी, इन्दीवरी, वरी, सूक्ष्मपत्रा, द्वीपिशत्रु, शतमूली एवं शतावरी- ये **शतावरी** के नाम हैं।

वानस्पतिक नाम- *Asparagus racemosus* Willd. **Syn.-** *Asparagopsis abyssinica* Kunth **कुल-** Liliaceae **अंग्रेजी नाम-** Wild asparagus

काकोलीनामानि

काकोली कवरी वीरा ध्वाङ्क्षोली क्षीरशुक्लिका।

काकोली, कवरी, वीरा, ध्वाङ्क्षोली तथा क्षीरशुक्लिका- ये **काकोली** के नाम हैं।

वानस्पतिक नाम- *Roscoea procera* Wall. **Syn.-** *Roscoea purpurea* Sm. **कुल-** Zingiberaceae **अंग्रेजी नाम-** Kakoli

जीवन्तीनामानि

जीवन्ती जीवनी जीवा शाकश्रेष्ठा सुमङ्गला।।१५।।
पयस्या पायसी पोटगला ज्ञेयार्कपुष्पिका।

जीवन्ती, जीवनी, जीवा, शाकश्रेष्ठा, सुमङ्गला, पयस्या, पायसी, पोटगला तथा अर्कपुष्पिका- ये **जीवन्ती** के नाम हैं।

वानस्पतिक नाम- *Leptadenia reticulata* (Retz.) W. & A. **Syn.-** *Gymnema aurantiacum* Wall. ex Hook. f. **कुल-** Asclepiadaceae **अंग्रेजी नाम-** Leptadenia

जीवक-ऋषभकनामानि

जीवकः कूर्चनिभस्तु विषाणी वृषभो वृषः।।१६।।

जीवक व कूर्चनिभ- ये **जीवक** के नाम हैं तथा विषाणी, वृषभ एवं वृष- ये **ऋषभक** के नाम हैं।

वानस्पतिक नाम- *Crepidium acuminatum* (D.Don) Szlach. **Syn.-** *Malaxis acuminata* D. Don **कुल-** Orchidaceae **अंग्रेजी नाम-** The gradually tapering Malaxis

वानस्पतिक नाम- *Malaxis muscifera* (Lindl.) Kuntze **Syn.-** *Microstylis muscifera* (Lindl.) Ridl. **कुल-** Orchidaceae **अंग्रेजी नाम-** Adder mouth orchid

पृष्टिपर्णीनामानि

पृश्निपर्णी पृथक्पर्णी धावनी कलशी गुहा।
शृगालविन्ना लाङ्गूली स्थिरा क्रोष्टुकपुच्छिका।।१७।।

पृश्निपर्णी, पृथक्पर्णी, धावनी, कलशी, गुहा, शृगालविन्ना, लाङ्गूली, स्थिरा तथा क्रोष्टुकपुच्छिका- ये **पृष्टिपर्णी** के नाम हैं।

वानस्पतिक नाम- *Uraria picta* (Jacq.) Desv. ex DC. **Syn.-** *Hedysarum pictum* Jacq. **कुल-**Fabaceae **अंग्रेजी नाम-** Dabra

शालपर्णीनामानि

विदारिगन्धांशुमती शालपर्णी स्थिरा ध्रुवा।
त्रिपर्ण्यतिगुहा सौम्या महाक्लीतनिका[१] मता।।१८।।

विदारिगन्धा, अंशुमती, शालपर्णी, स्थिरा, ध्रुवा, त्रिपर्णी, अतिगुहा, सौम्या तथा महाक्लीतनिका- ये **शालपर्णी** के नाम हैं।

वानस्पतिक नाम- *Desmodium gangeticum* (L.) DC. **Syn.-** *Hedysarum gangeticum* L. **कुल-** Fabaceae **अंग्रेजी नाम-** Salparni

---

१. महाक्षी तन्विका- मु.; महाक्लीतनिका- अ.र., च.नि., कै.नि.

कण्टकारीनामानि

व्याघ्री निदिग्धिका क्षुद्रा धावनी[1] कण्टकारिका।
सिंहा च क्षुद्रवार्ताकी बृहती बहुपुत्रिका।।१९।।

व्याघ्री, निदिग्धिका, क्षुद्रा, धावनी, कण्टकारिका, सिंहा, क्षुद्रवार्ताकी, बृहती तथा बहुपुत्रिका- ये **कण्टकारी** के नाम हैं।

वानस्पतिक नाम- *Solanum virginiannum* L. **Syn.-** *Solanum xanthocarpum* Schrad. & Wendl. **कुल-** Solanaceae **अंग्रेजी नाम-** Yellow berried night shade

वार्ताकीनामानि

वार्ताकी हिङ्गुली सिंही भाण्टाकी दुष्प्रधर्षिणी।

वार्ताकी, हिङ्गुली, सिंही, भाण्टाकी एवं दुष्प्रधर्षिणी- ये **वार्ताकी** के नाम हैं।

वानस्पतिक नाम- *Solanum anguivi* Lam. **Syn.-** *Solanum indicum* L. **कुल-** Solanaceae **अंग्रेजी नाम-** Indian night shade

गोक्षुरनामानि

गोकण्टको गोक्षुरकः श्वदंष्ट्रा च त्रिकण्टकः।।२०।।

गोकण्टक, गोक्षुरक, श्वदंष्ट्रा तथा त्रिकण्टक- ये **गोक्षुर** के नाम हैं।

वानस्पतिक नाम- *Tribulus terrestris* L. **Syn.-** *Tribulus lanuginosus* L. **कुल-** Zygophyllaceae **अंग्रेजी नाम-** Land caltrops

सारिवानामानि

कन्या गोपी कृष्णवल्ली सारिवा फणिजिह्विका।
सुगन्धिमूला भद्रा च सुगन्धा गोपवल्ल्यपि।।२१।।

कन्या, गोपी, कृष्णवल्ली, सारिवा, फणिजिह्विका, सुगन्धिमूला, भद्रा, सुगन्धा एवं गोपवल्ली- ये **सारिवा** के नाम हैं।

वानस्पतिक नाम- *Hemidesmus indicus* (L.) R. Br. ex Schult. **Syn.-** *Periploca indica* L. **कुल-** Asclepiadaceae **अंग्रेजी नाम-** Indian sarsaparilla

---

१. द्रावणी- मु.; धावनी- अ.र.

हंसपादीनामानि

हंसपादी रक्तपादी त्रिपादी कीटमारिका।
धृतराष्ट्रपदी चैव घृतमण्डा त्रिपादिका[१]।।२२।।

हंसपादी, रक्तपादी, त्रिपादी, कीटमारिका, धृतराष्ट्रपदी, घृतमण्डा एवं त्रिपादिका- ये **हंसपादी** के नाम हैं।

वानस्पतिक नाम- *Adiantum philippense* L. **Syn.-** *Adiantum lunulatum* Burm. f. **कुल-**Polypodiaceae **अंग्रेजी नाम-** Maiden hair

।। इति विदार्यादिगणः प्रथमः।।

★ ★ ★

१. मृतमन्दातिपर्णिका-मु., घृतमण्डा त्रिपादिका-च.नि.

अथ सारिवादिगणः

सारिवोशीरकाश्मर्यमधूकशिशिरद्वयम्।
यष्टी परूषकं हन्ति दाहपित्तास्रतृड्ज्वरान्[१] ।।२३।।

सारिवा, उशीर, काश्मर्य, मधूक, शिशिरद्वय (श्वेतचन्दन, रक्तचन्दन), यष्टी (मुलैठी) तथा परूषक (फालसा)- ये **सारिवादिगण** के द्रव्य हैं। गण में वर्णित द्रव्यों के प्रयोग से दाह, पित्तविकार, रक्तविकार, तृषा (प्यास) तथा ज्वर का शमन होता है।

सारिवादिगणं वक्ष्ये पुरा प्रोक्ता तु सारिवा[२]।

अब यहां सारिवादिगण को कहा जा रहा है, जिनमें प्रथम सारिवा का वर्णन पहले किया जा चुका है।

उशीरनामानि

वीरणाभयलामज्जकोशीरममृणालकम्।।२४।।
वीरं वीरणमूलञ्च बहुमूलं रणप्रियम्।

वीरण, अभय, लामज्जक, उशीर, अमृणालक, वीर, वीरणमूल, बहुमूल एवं रणप्रिय- ये **उशीर** के नाम हैं।

वानस्पतिक नाम- *Vetiveria zizanioides* (L.) Nash **कुल-** Poaceae **अंग्रेजी नाम-** Khus-khus grass

काश्मर्यनामानि

काश्मर्यभीरुः श्रीपर्णी काश्मर्यं कट्फलं तथा।।२५।।

काश्मरी, अभीरु, श्रीपर्णी, काश्मर्य तथा कट्फल- ये काश्मर्य के नाम हैं।

वानस्पतिक नाम- *Gmelina arborea* Roxb. **Syn**.- *Gmelina sinuata* Link **कुल-** Verbenaceae **अंग्रेजी नाम-** Malay beech wood.

मधूकनामानि

डोलाफलस्तीक्ष्णसारो मधूको गुडपुष्पकः।
मधुपुष्पो लोध्रपुष्पो वानप्रस्थो मधुद्रुमः।।२६।।

१. अ.हृ.सू.-१५.११
२. विदार्यादिगण- २१

ज्ञेयो मधूलसञ्ज्ञोऽपि मधूको वारिसंस्थितः।
छदैर्ह्रस्वतरैः पुष्पै[१]स्तुल्यस्तु रसवीर्यतः।।२७।।

डोलाफल, तीक्ष्णसार, मधूक, गुडपुष्पक, मधुपुष्प, लोध्रपुष्प, वानप्रस्थ तथा मधुद्रुम- ये **मधूक** के नाम हैं। जल में होने वाले मधूक को **मधूल** कहते हैं। इसके पत्र व पुष्प मधूक की अपेक्षा छोटे होते हैं (वास्तव में पत्रों की लम्बाई तो अधिक होती है किन्तु चौड़ाई कम होती है)। ये दोनों रस एवं वीर्य में समान होते हैं।

वानस्पतिक नाम- *Madhuca longifolia* var. *latifolia* (Roxb) A. Chev **Syn.-** *Bassia latifolia* Roxb. **कुल-** Sapotaceae **अंग्रेजी नाम-** Honey tree

श्वेतचन्दननामानि

भद्रश्रियं मलयजं गोशीर्षं श्वेतचन्दनम्।

भद्रश्रिय, मलयज, गोशीर्ष एवं श्वेतचन्दन- ये **श्वेतचन्दन** के नाम हैं।

वानस्पतिक नाम- *Santalum album* L. **कुल**-Santalaceae **अंग्रेजी नाम-** Sandal wood

रक्तचन्दननामानि

कुचन्दनं ताम्रवर्णं लोहितं रक्तचन्दनम्।।२८।।

कुचन्दन, ताम्रवर्ण, लोहित एवं रक्तचन्दन- ये **रक्तचन्दन** के नाम हैं।

वानस्पतिक नाम- *Pterocarpus santalinus* L.f. **Syn.-** *Lingoum santalinum* (L.f.) Kuntze **कुल**-Fabaceae **अंग्रेजी नाम-** Red Sandal Wood

मधुयष्टीनामानि

यष्टी मधुकयष्ट्याह्वं मधुकं क्लीतकाह्वयम्।

यष्टी, मधुकयष्ट्याह्व, मधुक एवं क्लीतकाह्वय- ये **मधुयष्टी** के नाम हैं।

वानस्पतिक नाम- *Glycyrrhiza glabra* L. **Syn.-** *Glycyrrhiza brachycarpa* Boiss. **कुल-** Fabaceae **अंग्रेजी नाम-** Liquorice root

---

१. छदेह्रस्वस्तैलपुष्पः-मु., छदैर्ह्रस्वतरैः पुष्पैः-च.नि.

परूषकनामानि

परूषको मृदुफलो रोषणो[१] धन्वनच्छदः।।२९।।

परूषक, मृदुफल, रोषण तथा धन्वनच्छद- ये **परूषक** के नाम हैं।

वानस्पतिक नाम- *Grewia asiatica* L. **Syn.-** *Grewia hainesiana* Hole **कुल**-Malvaceae **अंग्रेजी नाम-** Phalsa

।। इति सारिवादिगणो द्वितीयः।।

★ ★ ★

१. रोषजो-मु., रोषणो-च.नि.

अथ पिप्पल्यादिगणः

कृष्णाग्रन्थिककाकमाचिचविकाविश्वौषधाजाजिभिः
पाठारामठरेणुकागजकणासिद्धार्थतिक्तो[१]षणैः।
स्पृक्का जात्यजमोदहिङ्गुत्रुटिभिः भार्ङ्गीविलङ्गान्वितैः
एभिर्विंशतिभिः कफामयहरः कृष्णादिकोऽयं गणः।।३०।।

(शार्दूलविक्रीडितछन्दः)

कृष्णा (पिप्पली), ग्रन्थिक (पिप्पलीमूल), काकमाची, चविका, विश्वौषध (शुण्ठी), अजाजी (जीरकत्रय), पाठा, रामठ (हिङ्गु), रेणुका, गजकणा (गजपिप्पली), सिद्धार्थ (आसुरी, सर्षप), तिक्ता (कटुका), ऊषण (मरिच), स्पृक्का, जातीफल, अजमोदा, हिङ्गु, त्रुटि (सूक्ष्मैला) व भार्ङ्गी - इन बीस द्रव्यों वाला यह कफनाशक **कृष्णादिगण** (पिप्पल्यादिगण) कहा गया है।

पिप्पलीनामानि

पिप्पली मागधी कृष्णा वैदेही चपला कणा।
उपकुल्या कोलनामा शौण्डी स्यात्तीक्ष्णतण्डुला।।३१।।

पिप्पली, मागधी, कृष्णा, वैदेही, चपला, कणा, उपकुल्या, कोलनामा, शौण्डी एवं तीक्ष्णतण्डुला- ये **पिप्पली** के नाम हैं।

वानस्पतिक नाम- *Piper longum* L. **Syn.-** *Chavica longa* H.Karst.
कुल-Piperaceae **अंग्रेजी नाम-** Long peppe

पिप्पलीमूलनामानि

ग्रन्थिकं पिप्पलीमूलं सर्वग्रन्थिकमूषणम्।

ग्रन्थिक, पिप्पलीमूल, सर्वग्रन्थिक एवं ऊषण- ये **पिप्पलीमूल** के नाम हैं।

वानस्पतिक नाम- *Piper longum* L. **Syn.-** *Chavica longa* H.Karst.
कुल-Piperaceae **अंग्रेजी नाम-** Long pepper root

काकमाचीनामानि

काकमाची गुच्छफला स्वर्या मरिचिकाफला।।३२।।

काकमाची, गुच्छफला, स्वर्या एवं मरिचिकाफला- ये **काकमाची** के नाम हैं।

१. चित्रो-मु., तिक्तो-शोधितपाठः

वानस्पतिक नाम- *Solanum americanum* Mill. **Syn.-** *Solanum nigrum* L. **कुल-**Solanaceae **अंग्रेजी नाम-** Common nightshade

चव्यनामानि

नाकुली[१] चविका चव्यं ग्रन्थिला कोलवल्लिका।

नाकुली, चविका, चव्य, ग्रन्थिला तथा कोलवल्लिका - ये **चव्य** के नाम हैं।

वानस्पतिक नाम- *Piper retrofractum* Vahl **Syn.-** *Piper chaba* Hunter **कुल-**Piperaceae **अंग्रेजी नाम-** Java long pepper

शुण्ठीनामानि

शुण्ठी महौषधं विश्वं नागरं विश्वभेषजम्।।३३।।

शुण्ठी, महौषध, विश्व, नागर एवं विश्वभेषज- ये **शुण्ठी** के नाम हैं।

वानस्पतिक नाम- *Zingiber officinale* Rosc. **Syn.-** *Amomum zingiber* L. **कुल-**Zingiberaceae **अंग्रेजी नाम-** Dry ginger root

जीरकत्रयनामानि

अजाजी जीरकं पीतं[२] मेध्यं स्यादौत्तरापथम्।
कृष्णजीरेति सा काली[३] कालिकोद्गारशोधनी।।३४।।
जीरणं कारवी योनिशूलघ्नी चोपकुञ्चिका।

अजाजी, जीरक, पीत, मेध्य व औत्तरापथ- ये **जीरक** के नाम हैं। कृष्णजीरा, काली, कालिका तथा उद्गारशोधनी- ये **कृष्णजीरक** के नाम हैं। जीरण, कारवी, योनिशूलघ्नी एवं उपकुञ्चिका- ये **उपकुञ्चिका** के नाम हैं।

जीरक-वानस्पतिक नाम- *Cuminum cyminum* L. **Syn.-** *Cuminum odorum* Salisb. **कुल-**Apiaceae **अंग्रेजी नाम-** Cumin

कृष्णजीरा-वानस्पतिक नाम- *Carum carvi* L. **Syn.-** *Carum aromaticum* Salisb. **कुल-**Apiaceae **अंग्रेजी नाम-** Black caraway seed

उपकुञ्चिका-वानस्पतिक नाम- *Nigella sativa* L. **कुल-**Ranunculaceae **अंग्रेजी नाम-** Black cumin

१. काकोली- मु.; नाकुली- अ.र.
२. माता- मु.; पीतं- अ.र.
३. कृष्णजीरेति काकोली- मु.; कृष्णजीरं तु सा काली- अ.र.

पाठानामानि

मालवी त्रिशिरा पाठा प्राचीना वृत्तपर्णिका।।३५।।
अम्बष्ठा स्थापनी वीरा बोधकी च कुचेलिका।

मालवी, त्रिशिरा, पाठा, प्राचीना, वृत्तपर्णिका, अम्बष्ठा, स्थापनी, वीरा, बोधकी एवं कुचेलिका- ये **पाठा** के नाम हैं।

वानस्पतिक नाम- *Cissampelos pareira* L. **Syn.-** *Cissampelos argentea* Kunth. **कुल-**Menispermaceae **अंग्रेजी नाम-** Velvet leaf

हिङ्गुनामानि

जन्तुघ्नं जरणं हिङ्गु भूतघ्नं बस्तिसिंहकम्।।३६।।

जन्तुघ्न, जरण, हिङ्गु, भूतघ्न एवं बस्तिसिंहक- ये **हिङ्गु** के नाम हैं।

वानस्पतिक नाम- *Ferula narthex* Boiss. **कुल-**Apiaceae **अंग्रेजी नाम-** Asafoetida

रेणुकानामानि

कपिला रेणुका कौन्ती राजपुत्री हरेणुका।

कपिला, रेणुका, कौन्ती, राजपुत्री एवं हरेणुका- ये **रेणुका** के नाम हैं।

वानस्पतिक नाम- *Vitex agnus-castus* L. **Syn.-** *Vitex verticillata* Lam. **कुल-**Verbenaceae **अंग्रेजी नाम-** Chaste berry

गजपिप्पलीनामानि

श्रेयसी स्याद् गजकणा कृत्रिमा चविकाफला।।३७।।

श्रेयसी, गजकणा, कृत्रिमा एवं चविकाफला- ये **गजपिप्पली** के नाम हैं।

वानस्पतिक नाम- *Piper retrofractum* Vahl **Syn.-** *Piper chaba* Hunter **कुल-**Piperaceae **अंग्रेजी नाम-** Fruit of java long pepper

राजिकानामानि

आसुरी सर्षपो राजी नासासंवेदनः कटुः।

आसुरी, सर्षप, राजी, नासासंवेदन एवं कटु- ये **राजिका** के नाम हैं।

वानस्पतिक नाम- *Brassica juncea* (L.) Czern. **Syn.-** *Brassica argyi* H.Lév. **कुल-**Brassicaceae **अंग्रेजी नाम-** Brown mustard

श्वेतसर्षपनामानि

सिद्धार्थको भूतनाशो रक्षोघ्नः श्वेतसर्षपः।।३८।।

सिद्धार्थक, भूतनाश, रक्षोघ्न तथा श्वेतसर्षप- ये **श्वेतसर्षप** के नाम हैं।

वानस्पतिक नाम : *Sinapis alba* L. **Syn.-** *Brassica alba* (L.) Rabenh. **कुल**: Brassicaceae **अंग्रेजी नाम** : White sarson

कटुकानामानि

तिक्ता कट्वी मत्स्यपित्ता कटुका शकुलादनी।

तिक्ता, कट्वी, मत्स्यपित्ता, कटुका एवं शकुलादनी- ये **कटुका** के नाम हैं।

वानस्पतिक नाम- *Picrorhiza kurroa* Royle ex Benth **Syn.-** *Picrorhiza lindleyana* Steud. **कुल-** Scrophulariaceae **अंग्रेजी नाम-** Picrorhiza root

मरिचनामानि

वल्लीजं यवनेष्टं स्यान्मरिचं तीक्ष्णमूषणम्।।३९।।

वल्लीज, यवनेष्ट, मरिच, तीक्ष्ण एवं ऊषण- ये **मरिच** के नाम हैं।

वानस्पतिक नाम- *Piper nigrum* L. **कुल**-Piperaceae **अंग्रेजी नाम-** Black pepper

स्पृक्कानामानि

स्पृक्का स्पृक् ब्राह्मणी देवी पिशुना च लता सती।

स्पृक्का, स्पृक्, ब्राह्मणी, देवी, पिशुना, लता एवं सती- ये **स्पृक्का** के नाम हैं।

वानस्पतिक नाम- *Anisomeles malabarica* (L.) R. Br. ex Sims. **Syn.-** *Anisomeles cuneata* J.Jacq. **कुल**-Lamiaceae **अंग्रेजी नाम-** Malabar Catmint

जातीफलनामानि

जातीफलं मज्जसारं जातीमदनशौण्डिकौ।।४०।।

जातीफल, मज्जसार, जाती तथा मदनशौण्डिक- ये **जातीफल** के नाम हैं।

वानस्पतिक नाम- *Myristica fragrans* Houtt. **कुल-**Myristicaceae **अंग्रेजी नाम-** Nutmeg

अजमोदानामानि

अजमोदा खराह्वा च बस्तमोदा च मर्कटी।

अजमोदा, खराह्वा, बस्तमोदा तथा मर्कटी- ये **अजमोदा** के नाम हैं।

वानस्पतिक नाम- *Apium graveolens* L. **Syn.-** *Carum graveolens* (L.) Koso-Pol. **कुल-** Apiaceae **अंग्रेजी नाम-** Celery

एलानामानि

एला तु द्राविडी तुत्था सूक्ष्मैला बहुला त्रुटिः।

एला, द्राविडी, तुत्था, सूक्ष्मैला, बहुला एवं त्रुटि- ये **एला** के नाम हैं।

वानस्पतिक नाम- *Elettaria cardamomum* (L.) Maton **Syn.-** *Alpinia cardamomum* (L.) Roxb. **कुल-**Zingiberaceae **अंग्रेजी नाम-** Lesser cardamom

भार्ङ्गीनामानि

भार्ङ्गी गर्दभशाकं च पद्मा ब्राह्मणयष्टिका।।४१।।

भार्ङ्गी, गर्दभशाक, पद्मा एवं ब्राह्मणयष्टिका- ये **भार्ङ्गी** के नाम हैं।

वानस्पतिक नाम- *Clerodendrum serratum* (L.) Moon **Syn.-** *Rotheca serrata* (L.) Steane & Mabb **कुल-** Verbenaceae **अंग्रेजी नाम-** Serrate glory bower

।। इति पिप्पल्यादिगणस्तृतीयः।।

★ ★ ★

अथ पद्मकादिगणः

पद्मकपुण्ड्रौ वृद्धितुगर्द्ध्यः शृंग्यमृता दश जीवनसञ्ज्ञाः।
स्तन्यकरा घ्नन्तीरणपित्तं प्रीणनजीवनबृंहणवृष्याः[1]।।४२।।

(उपचित्राछन्दः)

पद्मक, पुण्ड्र (प्रपौण्डरीक), वृद्धि, तुगाक्षीरी, ऋद्धि, शृङ्गी (कर्कटशृङ्गी), अमृता (गुडूची) तथा जीवनीय गण के दस द्रव्य (जीवन्ती, काकोली, क्षीरकाकोली, मेदा, महामेदा, मुद्गपर्णी, माषपर्णी, जीवक, ऋषभक तथा मुलेठी)- ये सभी **पद्मकादि** गण के द्रव्य हैं।

ये द्रव्य स्तन्य (दूध) को बढ़ाने वाले, वात व पित्त को नष्ट करने वाले, तृप्तिकारक, जीवनदायक, बृंहण व वृष्य होते हैं।

पद्मकनामानि

पद्मकादिगणं वक्ष्ये हेमपद्मं तु पद्मकम्।

अब मैं पद्मकादि गण को कहता हूँ। जिसमें प्रथम द्रव्य **पद्मक** को हेमपद्म कहते हैं।

वानस्पतिक नाम- *Prunus cerasoides* D. Don **Syn.-** *Prunus puddum* Roxb. ex Wall. **कुल-**Rosaceae **अंग्रेजी नाम-** Mild Himalayan cherry

प्रपौण्डरीकनामानि

प्रपौण्डरीकं श्रीपुष्पं पुण्ड्राह्वं मूलसाधनम्।।४३।।

प्रपौण्डरीक, श्रीपुष्प, पुण्ड्राह्व एवं मूलसाधन- ये **प्रपौण्डरीक** के नाम हैं।

श्रावणीनामानि

वृद्धिस्तु श्रावणी पुष्टिः महावृद्धिः[2] परोच्यते।

वृद्धि, श्रावणी व पुष्टि- ये **वृद्धि** के नाम हैं तथा दूसरे प्रकार की वृद्धि (ऋद्धि) को **महावृद्धि** कहते हैं।

---

१. अ.हृ.सू.-१५.१२

२. वृद्धिः- श्रावणी, ऋद्धिः-महाश्रावणी (अ.हृ.सू.सर्वाङ्ग-१५.१२)

वानस्पतिक नाम- *Habenaria intermedia* D. Don **Syn.-** *Ochyrorchis intermedia* (D. Don) Szlach. **कुल-** Orchidaceae **अंग्रेजी नाम-** Intermediate Habenaria

वानस्पतिक नाम- *Habenaria edgeworthii* Hook.f. ex Collett **Syn.-** *Platanthera edgeworthii* (Hook. f. ex Collet) R.K. Gupta. **कुल-** Orchidaceae **अंग्रेजी नाम-** Edgeworth Habenaria

वंशरोचनानामानि

तवक्षीरी तुगा शुभ्रा वंशाख्या वंशरोचना।।४४।।

तवक्षीरी, तुगा, शुभ्रा, वंशाख्या तथा वंशरोचना- ये **वंशरोचना** के नाम हैं।

वानस्पतिक नाम- *Bambusa bambos* (L.) Voss **Syn.-** *Arundarbor arundinacea* (Retz.) Kuntze **कुल-**Poaceae **अंग्रेजी नाम-** Bamboo Manna

शृङ्गीनामानि

शृंगी स्मृता महाघोषा ज्ञेया कर्कटशृंगिका।

शृङ्गी, महाघोषा एवं कर्कटशृङ्गिका- ये **शृङ्गी** के नाम हैं।

वानस्पतिक नाम- *Pistacia chinensis* Bunge ssp. *integerrima* Stewart ex Brandis Rech.f. **Syn.-** *Pistacia integerrima* Stew. ex Brandis **कुल-**Anacardiaceae **अंग्रेजी नाम-** Gall plant

गुडूचीनामानि

गुडूची कुण्डली छिन्नरुहा काण्डोद्भवाऽमृता।।४५।।
मधुपर्णी वयःस्था च मण्डली तन्त्रिका स्मृता।

गुडूची, कुण्डली, छिन्नरुहा, काण्डोद्भवा, अमृता, मधुपर्णी, वयस्था, मण्डली एवं तन्त्रिका- ये **गुडूची** के नाम हैं।

वानस्पतिक नाम- *Tinospora cordifolia* (Willd.) Miers **Syn.-** *Menispermum cordifolium* Willd. **कुल-** Menispermaceae **अंग्रेज़ी नाम-** Tinospora

मेदानामानि

शल्यपर्णी मणिच्छिद्रा मेदा मेदःसमुद्भवा।।४६।।

शल्यपर्णी, मणिच्छिद्रा, मेदा एवं मेदसमुद्भवा- ये **मेदा** के नाम हैं।

वानस्पतिक नाम- *Polygonatum verticillatum* (L.) Allioni **Syn.-** *Convallaria verticillata* L. **कुल-** Liliaceae **अंग्रेजी नाम-** Whorled Solomon's Seal

महामेदानामानि

महामेदा वृक्षरुहा महापुरुषदन्तिका।

महामेदा, वृक्षरुहा एवं महापुरुषदन्तिका- ये **महामेदा** के नाम हैं।

वानस्पतिक नाम- *Polygonatum cirrhifolium* (Wall.) Royle **Syn.-** *Convallaria cirrhifolia* Wall. **कुल-** Liliaceae **अंग्रेजी नाम-** King's Solomon's Seal

दशानां जीवनीयानां सञ्ज्ञा तु परिकीर्तिता।।४७।।

इस प्रकार जीवनीयगण के दस द्रव्यों के नाम पहले कह दिए गए हैं। जीवन्ती (विदार्यादि.१५-१६), काकोली (विदार्यादि.१५), क्षीरकाकोली (विदार्यादि.१५), मेदा (पद्मकादि. ४६), महामेदा (पद्मकादि. ४७), मुद्गपर्णी (विदार्यादि.११-१२), माषपर्णी (विदार्यादि. १२), जीवक (विदार्यादि.१६), ऋषभक (विदार्यादि.१६), मधुयष्टि (सारिवादि.२९)।

।। इति पद्मकादिगणश्चतुर्थः।।

★ ★ ★

अथ परूषकादिगणः

परूषकं वरा द्राक्षा कट्फलं कतकात् फलम्[१]।
राजाह्वं दाडिमं शाकं तृण्मूत्रामयवातजित्[२]।।४८।।

परूषक, वरा (त्रिफला- हरीतकी, बिभीतक, आमलकी), द्राक्षा, कट्फल, कतकफल, राजादन, दाडिम व शाकवृक्ष- ये सभी **परूषकादिगण** के द्रव्य हैं। ये प्यास, मूत्ररोग व वात को नष्ट करने वाले हैं।

परूषादिगणं वक्ष्ये पुरा प्रोक्तं परूषकम्।

अब मैं परूषकादिगण को कहता हूँ। इसमें परूषक के नामों को पहले (२९) सारिवादिगण में कह चुके हैं।

त्रिफलानामानि

वरोत्तमा च त्रिफला श्रेष्ठा चापि फलत्रयम्।।४९।।

वरा, उत्तमा, त्रिफला, श्रेष्ठा एवं फलत्रय- ये **त्रिफला** के नाम हैं।

हरीतकीनामानि

प्राणदा पूतनाऽमोघा हरीतक्यभया जया।
पथ्याऽमृता हैमवती कायस्था रोहिणी स्मृता।।५०।।

प्राणदा, पूतना, अमोघा, हरीतकी, अभया, जया, पथ्या, अमृता, हैमवती, कायस्था एवं रोहिणी - ये **हरीतकी** के नाम हैं।

वानस्पतिक नाम- *Terminalia chebula* (Gaertn.) Retz **Syn.-** *Terminalia acuta* Walp. **कुल-** Combretaceae **अंग्रेजी नाम-** Chebulic myrobalan

बिभीतकनामानि

अक्षः कलिः कर्षफलो विन्ध्यजातो बिभीतकः।

अक्ष, कलि, कर्षफल, विन्ध्यजात एवं बिभीतक- ये **बिभीतक** के नाम हैं।

वानस्पतिक नाम- *Terminalia bellirica* (Gaertn.) Roxb. **Syn.-** *Myrobalanus bellirica* Gaertn. **कुल-** Combretaceae **अंग्रेजी नाम**Belleric myrobalan

१. फलात्-मु., फलम्- अ.हृ.सू.-१५.१३
२. अ.हृ.सू.-१५.१३

आमलकीनामानि

कोरङ्गको मृदुफलो धात्री चामलकी शिवा।।५१।।

कोरङ्गक, मृदुफल, धात्री, आमलकी एवं शिवा- ये **आमलकी** के नाम हैं।

वानस्पतिक नाम- *Phyllanthus emblica* L. **Syn**.- *Emblica officinalis* Gaertn. **कुल-** Euphorbiaceae **अंग्रेजी नाम-** Emblic myrobalan tree

द्राक्षानामानि

रोहिणी खट्वला प्रोक्ता द्राक्षा मृदुफला तथा।
मृद्वीका तूत्तमफला गोस्तनी चोत्तरापथा।।५२।।

रोहिणी, खट्वला, द्राक्षा, मृदुफला, मृद्वीका, उत्तमफला, गोस्तनी एवं उत्तरापथा- ये **द्राक्षा** के नाम हैं।

वानस्पतिक नाम- *Vitis vinifera* L. **कुल-**Vitaceae **अंग्रेजी नाम-** Grapes

कट्फलनामानि

हेमवल्को महावल्को भद्रवृक्षश्च कीर्तितः।

हेमवल्क, महावल्क एवं भद्रवृक्ष- ये **कट्फल** के नाम हैं।

वानस्पतिक नाम- *Myrica esculenta* Buch Ham. ex D.Don **Syn.-** *Myrica sapida* Wall. **कुल-** Myricaceae **अंग्रेजी नाम-** Box myrtle

कतकफलनामानि

कतकस्य फलं कात्यं ज्ञेयं वारिप्रसादनम्।।५३।।

कतक के फल को कात्य एवं वारिप्रसादन कहते हैं।

वानस्पतिक नाम- *Strychnos potatorum* L. f. **Syn.-** *Strychnos stuhlmannii* Gilg **कुल-**Loganiaceae **अंग्रेजी नाम-** Clearing nut tree

राजादननामानि

राजादनं क्षीरशुक्लं राजाह्वं वानरप्रियम्।

राजादन, क्षीरशुक्ल, राजाह्व तथा वानरप्रिय- ये **राजादन** के नाम हैं।

वानस्पतिक नाम- *Manilkara hexandra* (Roxb.) Dubard **Syn.-** *Mimusops hexandra* Roxb. **कुल-** Sapotaceae **अंग्रेजी नाम-** Six stamens balata

दाडिमद्वयनामानि

शुकेष्टं दाडिमं चैव रक्तबीजफलाह्वयम्।।५४।।
स्वाद्वम्लं रोचनं चैव द्वितीयमम्लदाडिमम्।

शुकेष्ट, दाडिम, रक्तबीज, रक्तफल, स्वाद्वम्ल तथा रोचन- ये **दाडिम** के नाम हैं। इसका दूसरा भेद **अम्लदाडिम** होता है।

वानस्पतिक नाम- *Punica granatum* L. **Syn.-** *Punica nana* L., *Punica spinosa* Lam. **कुल-** Punicaceae **अंग्रेजी नाम-** Pomegranate

शाकवृक्षनामानि

बृहच्छदस्तथा शाको वरदारुः खरच्छदः।।५५।।

बृहच्छद, शाक, वरदारु एवं खरच्छद- ये **शाकवृक्ष** के नाम हैं।

वानस्पतिक नाम- *Tectona grandis* L. f. **Syn.-***Jatus grandis* (L.f.) Kuntze. **कुल-**Verbenaceae **अंग्रेजी नाम-** Indian teak tree

।। इति परुषकादिगणः पञ्चमः।।

★ ★ ★

अथ अञ्जनादिगणः

अञ्जनं फलिनी मांसी पद्मोत्पलरसाञ्जनम्।
सैलामधुकनागाह्वं विषान्तर्दाहपित्तनुत्[१]।।५६।।

अञ्जन (स्रोतोञ्जन, सौवीराञ्जन), फलिनी (प्रियङ्गु), मांसी, पद्म, उत्पल, रसाञ्जन, एला (छोटी इलायची), मधुक (मुलैठी) व नागाह्व (नागकेसर)- ये **अञ्जनादिगण** के द्रव्य हैं। यह गण विषविकार, अन्तर्दाह व पित्त को नष्ट करने वाला है।

स्रोतोञ्जननामानि

स्मृतं स्रोतोऽञ्जनं वीरमञ्जनं यामुनं तथा।
स्रोतोभवमथो नाद्यं सौवीरं नेत्रभूषणम्।।५७।।

स्रोतोऽञ्जन, वीराञ्जन, यामुन, स्रोतोभव, नाद्य, सौवीर तथा नेत्रभूषण- ये **स्रोतोञ्जन** के नाम हैं।

प्रियङ्गुनामानि

फलिनी कोलगिरिका[२] श्यामा कान्ता प्रियङ्गुका।

फलिनी, कोलगिरिका, श्यामा, कान्ता एवं प्रियङ्गुका- ये **प्रियङ्गु** के नाम हैं।

वानस्पतिक नाम- *Callicarpa macrophylla* Vahl **Syn.-** *Callicarpa incana* Roxb. **कुल-**Verbenaceae **अंग्रेजी नाम-** Perfumed cherry

मांसीनामानि

पिशाची नलदं मांसी जटिला भूतकेशिनी।।५८।।

पिशाची, नलद, मांसी, जटिला एवं भूतकेशिनी- ये **मांसी** के नाम हैं।

वानस्पतिक नाम- *Nardostachys jatamansi* (D.Don) DC. **Syn.-** *Nardostachys grandiflora* DC. **कुल-**Valerianaceae **अंग्रेजी नाम-** Spikenard

---

१. अ.हृ.सू.-१५.१४
२. वेल्लगिरिका- च.नि.

पद्मनामानि

नलिनं पुष्करं पद्ममरविन्दं कुशेशयम्।
पङ्केरुहं तामरसं सारसं सरसीरुहम्।।५९।।
बिसप्रसूनराजीवजलजाम्भोरुहाणि च।

नलिन, पुष्कर, पद्म, अरविन्द, कुशेशय, पङ्केरुह, तामरस, सारस, सरसीरुह, बिस, प्रसून, राजीव, जलज तथा अम्भोरुह - ये **पद्म** (कमल) के नाम हैं।

वानस्पतिक नाम- *Nelumbo nucifera* Gaertn. **Syn.-** *Nelumbium speciosum* Willd. **कुल-**Nymphaeaceae **अंग्रेजी नाम-** Sacred lotus

नीलोत्पलनामानि

इन्दीवरं कुवलयं नीलं नीलोत्पलं तथा।।६०।।

इन्दीवर, कुवलय, नील तथा नीलोत्पल- ये **नीलोत्पल** के नाम हैं।

वानस्पतिक नाम- *Nymphaea nouchali* Burm.f. **Syn.-** *Nymphaea stellata* Willd. **कुल-** Nymphaeaceae **अंग्रेजी नाम-** Indian blue water Lily

रक्तोत्पलनामानि

सौगन्धिकं तु कह्लारं रक्तोत्पलसुगन्धिके।

सौगन्धिक, कह्लार, रक्तोत्पल एवं सुगन्धिक- ये **रक्तोत्पल** के नाम हैं।

वानस्पतिक नाम- *Nymphaea rubra* Roxb. ex Andrews **कुल-** Nymphaeaceae **अंग्रेजी नाम-** Indian red water Lily

रसाञ्जननामानि

द्रवाह्वममृतासंगकृतं तार्क्ष्यो रसाञ्जनम्।।६१।।

द्रवाह्व, अमृतासंग, कृत, तार्क्ष्य व रसाञ्जन- ये **रसाञ्जन** के नाम हैं।

एला[१]नामानि

एला तु द्राविडी प्रोक्ता बहुला त्रुटिसञ्ज्ञका।

एला, द्राविडी, बहुला एवं त्रुटिसञ्ज्ञका- ये **एला** के नाम हैं।

---

१. इयम् 'एला' एकचत्वारिंशत्तमे श्लोकेऽपि लभ्यते।

वानस्पतिक नाम- *Elettaria cardamomum* (L.) Maton **Syn.-** *Alpinia cardamomum* (L.) Roxb. **कुल-**Zingiberaceae **अंग्रेजी नाम-** Lesser cardamom

नागकेसरनामानि

हेमपुष्पं तु नागाह्वं केसरं नागकेसरम्।।६२।।

हेमपुष्प, नागाह्व, केसर एवं नागकेसर- ये **नागकेसर** के नाम हैं।

वानस्पतिक नाम- *Mesua ferrea* L. **Syn.-** *Mesua roxburghii* Wight **कुल-**Clusiaceae **अंग्रेजी नाम-** Cobras saffron

।। इत्यञ्जनादिगणः षष्टः।।

★ ★ ★

अथ पटोलादिगणः

पटोलकटुरोहिणीचन्दनं मधुस्रवगुडूचिपाठान्वितम्।
निहन्ति कफपित्तकुष्ठज्वरान् विषं वमिमरोचकं कामलाम्[1] ।।६३।।

(मात्रासमकं छन्दः)

पटोल, कटुरोहिणी (कुटकी), चन्दन, मधुस्रव, गुडूची एवं पाठा- ये पटोलादिगण के द्रव्य हैं। यह गण कफ व पित्त से उत्पन्न विकार, कुष्ठ, ज्वर, विषविकार, वमि, अरोचक एवं कामला का शमन करता है।

पटोलनामानि

पटोलादिस्तु राजीमत् कुलकं च पटोलकम्।
खरच्छदः पाण्डुफलो राजमान्योऽमृताफलः।।६४।।

पटोल, राजीमत्, कुलक, पटोलक, खरच्छद, पाण्डुफल, राजमान्य एवं अमृताफल- ये **पटोल** के नाम हैं।

वानस्पतिक नाम- *Trichosanthes dioica* Roxb. **Syn.-** *Anguina dioica* (Roxb.) Kuntz. **कुल-**Cucurbitaceae **अंग्रेजी नाम-** Pointed gourd

मूर्वानामानि

पीलुपर्णी मधुरसा मूर्वा चातिरसा स्मृता।
मधुस्रवा पीलुपत्रा मोरटी क्षीरमोरटम्।।६५।।

पीलुपर्णी, मधुरसा, मूर्वा, अतिरसा, मधुस्रवा, पीलुपत्रा, मोरटी एवं क्षीरमोरट- ये **मूर्वा** के नाम हैं।

।। इति पटोलादिगणः सप्तमः।।

★ ★ ★

१. अ.हृ.सू.-१५.१५

अथ गुडूच्यादिगणः

गुडूचीपद्मकारिष्टधानकारक्तचन्दनम्।
पित्तश्लेष्मज्वरच्छर्दिदाहतृष्णाघ्नमग्निकृत्[१] ।।६६।।

गुडूची, पद्मक, अरिष्ट, धानका तथा रक्तचन्दन- ये द्रव्य पित्त, श्लेष्म, ज्वर, छर्दि, दाह एवं तृष्णा को नष्ट करते हैं तथा जठराग्निवर्द्धक होते हैं।

निम्बनामानि

निम्बोऽरिष्टो गुडूच्यादौ पिचुमन्दः शुकप्रियः।

गुडूच्यादिगण में सर्वप्रथम निम्ब का वर्णन है। निम्ब, अरिष्ट, पिचुमन्द तथा शुकप्रिय- ये **निम्ब** के नाम हैं।

वानस्पतिक नाम- *Azadirachta indica* (L.) A. Juss. **Syn.-** *Antelaea azadirachta* (L.) Adelb. **कुल-**Meliaceae **अंग्रेजी नाम-** Neem tree

धान्यकनामानि

धान्या कुस्तुम्बुरुः धान्यं धनिका धान्यकं तथा।।६७।।

धान्या, कुस्तुम्बुरु, धान्य, धनिका एवं धान्यक- ये **धान्यक** के नाम हैं।

वानस्पतिक नाम- *Coriandrum sativum* L. **Syn.-** *Coriandrum majus* Gouan **कुल-**Apiaceae **अंग्रेजी नाम-** Coriander

।। इति गुडूच्यादिगणोऽष्टमः ।।

★ ★ ★

---

१. अ.हृ.सू.-१५.१६

अथ आरग्वधादिगणः

आरग्वधेन्द्रयवपाटलिकाकतिक्ता-
निम्बामृतामधुरसास्रुववृक्षपाठाः।
भूनिम्बसैर्यकपटोलकरञ्जयुग्म-
सप्तच्छदाग्निसुषवीफलबाणघोण्टाः॥६८॥ (वसन्ततिलकाछन्दः)
आरग्वधादिर्जयति छर्दिकुष्ठविषज्वरान्।
कफं कण्डूं प्रमेहं च दुष्टव्रणविशोधनः[1]॥६९॥

आरग्वध (अमलतास), इन्द्रयव, पाटली, काकतिक्ता, निम्ब, अमृता (गुडूची), मधुरसा (मूर्वा), स्रुववृक्ष, पाठा, भूनिम्ब, सैर्यक, पटोल, करञ्जयुग्म (पूतिकरञ्ज, चिरबिल्व), सप्तच्छद, अग्नि (चित्रक), सुषवी (करवी), फल (मदनफल), बाण (सहचर) तथा घोण्टा (पूग)- ये आरग्वधादिगण के द्रव्य हैं। यह गण छर्दि, कुष्ठ, विष, ज्वर, कफ, कण्डू एवं प्रमेह आदि का नाश करता है तथा दूषित व्रण को शुद्ध करता है।

आरग्वधनामानि

आरग्वधो राजवृक्षः शम्याकश्चतुरङ्गुलः।
आरेवतो व्याधिघातः प्रग्रहः कृतमालकः॥७०॥

आरग्वध, राजवृक्ष, शम्याक, चतुरङ्गुल, आरेवत, व्याधिघात, प्रग्रह तथा कृतमालक- ये **आरग्वध** के नाम हैं।

वानस्पतिक नाम- *Cassia fistula* L. **कुल-** Caesalpiniaceae **अंग्रेजी नाम-** Purging cassia

इन्द्रयवनामानि

कलिङ्गकस्त्विन्द्रयवो वत्सकः कौटजं फलम्।

कलिङ्गक, इन्द्रयव, वत्सक एवं कुटजफल- ये **इन्द्रयव** के नाम हैं।

वानस्पतिक नाम- *Holarrhena antidysenterica* (L.) Wall. **Syn.-** *Wrightia antidysenterica* (L.) R.Br. **कुल-**Apocynaceae **अंग्रेजी नाम-** Ivory tree fruit

---

१. अ.हृ.सू.-१५.१७-१८

पाटलीनामानि

पाटली दीर्घवृन्ता च स्थाल्यामोघाऽम्बुवासिनी।।७१।।

पाटली, दीर्घवृन्ता, स्थाली, अमोघा एवं अम्बुवासिनी- ये **पाटली** के नाम हैं।

वानस्पतिक नाम- *Stereospermum chelonoides* (L. f.) DC. **Syn**.- *Stereospermum suaveolens* DC. **कुल-** Bignoniaceae **अंग्रेजी नाम-** Trumpet tree flower

काकतिक्तानामानि

वृत्ततुण्डा काकतिक्ता शार्ङ्गेष्टाङ्गारवल्लिका।

वृत्ततुण्डा, काकतिक्ता, शार्ङ्गेष्टा तथा अङ्गारवल्लिका- ये **काकतिक्ता** के नाम हैं।

विकङ्कतनामानि

व्याघ्रपादः स्रुवतरुः स्वादुकण्टो विकंकतः।।७२।।

व्याघ्रपाद, स्रुवतरु, स्वादुकण्ट एवं विकङ्कत- ये **विकङ्कत** के नाम हैं।

वानस्पतिक नाम- *Flacourtia indica* (Burm.f.) Merr. **Syn**.- *Flacourtia ramontchi* L' Herit **कुल-** Flacourtiaceae **अंग्रेजी नाम-** Governer's plum

भूनिम्बनामानि

किराततिक्तो भूनिम्बः कत्तृणः काण्डतिक्तकः।

किराततिक्त, भूनिम्ब, कत्तृण एवं काण्डतिक्तक- ये **भूनिम्ब** के नाम हैं।

वानस्पतिक नाम- *Swertia chirayita* (Roxb. ex Fleming) Karst. **Syn.-** *Gentiana chirayita* Roxb. ex Fleming **कुल-**Gentianaceae **अंग्रेजी नाम-** Chiretta

सैरेयकनामानि

सैर्यकस्तु सहचरः सर्यको मृदुपुष्पकः।।७३।।
बाणः स्मृतो नीलपुष्पः धीरशैर्यकघोश्वराः (?)।

सैर्यक, सहचर, सर्यक, मृदुपुष्पक, बाण, नीलपुष्पक, धीर, शैर्यक तथा घोश्वर- ये **सैरेयक** के नाम हैं।

वानस्पतिक नाम- *Barleria prionitis* L. **Syn.-** *Barleria coriacea* Oberm. **कुल-**Acanthaceae **अंग्रेजी नाम-** Crossandra

करञ्जद्वयनामानि

पूतिकरञ्जः कैडर्यः प्रकीर्यश्चिरबिल्वकः।।७४।।
उदकीर्यो नक्तमालः करञ्जो लाजपुष्पकः।

पूतिकरञ्ज, कैडर्य, प्रकीर्य, चिरबिल्वक, उदकीर्य, नक्तमाल, करञ्ज एवं लाजपुष्पक- ये **करञ्ज व पूतिकरञ्ज** के नाम हैं।

वानस्पतिक नाम- *Pongamia pinnata* (L.) Pierre. **Syn.-** *Derris indica* (Lam.) Bennet **कुल-**Fabaceae **अंग्रेजी नाम-** Pongam oil tree

वानस्पतिक नाम : *Holoptelea integrifolia* (Roxb.) Planch. **Syn.-** *Ulmus integrifolia* Roxb. **कुल** : Ulmaceae **अंग्रेजी नाम** : Indian Elm

सप्तच्छदनामानि

सप्तच्छदोऽयुग्मपत्रः सप्ताह्वो गुच्छपुष्पकः।।७५।।

सप्तच्छद, अयुग्मपत्र, सप्ताह्व एवं गुच्छपुष्पक- ये **सप्तच्छद** के नाम हैं।

वानस्पतिक नाम- *Alstonia scholaris* (L.) R. Br. **Syn.-** *Echites scholaris* L. **कुल-**Apocynaceae **अंग्रेजी नाम-** Devil tree

चित्रकद्वयनामानि

चित्रको द्वीपिसञ्ज्ञस्तु वह्निपर्यायवाचकः।

चित्रक, द्वीपिसञ्ज्ञ व वह्निपर्यायवाचक- ये **चित्रक** के नाम हैं।

वानस्पतिक नाम- *Plumbago zeylanica* L. **Syn.-** *Plumbago scandens* L. **कुल-**Plumbaginaceae **अंग्रेजी नाम-** Ceylon leadwort

रक्तचित्रकनामानि

रक्तचित्रस्तथान्यस्तु महाङ्गः कालमूलकः।।७६।।

रक्तचित्र, महाङ्ग तथा कालमूलक- ये **रक्तचित्रक**के नाम हैं।

वानस्पतिक नाम- *Plumbago indica* L. **Syn.-** *Plumbago rosea* L. **कुल-**Plumbaginaceae **अंग्रेजी नाम-** Indian leadwort

सुषवीनामानि

पानीयवल्ली सुषवी बृहद्वल्ल्युत्पलच्छदा।

पानीयवल्ली, सुषवी, बृहद्वल्ली तथा उत्पलच्छदा- ये **सुषवी** के नाम हैं।

मदननामानि

गालो राठोऽथ मदनः पिण्डीतः करहाटकः।।७७।।
शल्यकैडर्यवृक्षः स्याच्छदनस्तगरः फलम्।

गाल, राठ, मदन, पिण्डीत, करहाटक, शल्य, कैडर्यवृक्ष, छदन, तगर एवं फल- ये **मदन** के नाम हैं।

वानस्पतिक नाम- *Xeromphis spinosa* (Thunb.) Keay **Syn.-** *Randia floribunda* (Roxb.) DC. **कुल-** Rubiaceae **अंग्रेजी नाम-** Emetic Nut

घोण्टानामानि

घोण्टा घुण्टा गोपघुण्टा बदरी मर्कटी घुटा[१]।।७८।।

घोण्टा, घुण्टा, गोपघुण्टा, बदरी, मर्कटी एवं घुटा- ये **घोण्टा** के नाम हैं।

वानस्पतिक नाम- *Ziziphus xylopyra* Willd. **कुल-**Rhamnaceae **अंग्रेजी नाम-** Jujube

।। इत्यारग्वधादिगणो नवमः।।

★ ★ ★

---

१. घोण्टो मुण्ठ (?) गोपघोण्टौ पद्मकी मर्कटाह्वया- मु.;
घोण्टा घुण्टा गोपघुण्टा बदरी मर्कटी घुटा- कै.नि.

अथ असनादिगणः

असनतिनिशभूर्जश्वेतवाहप्रकीर्याः
खदिरकदरभण्डीशिंशपामेषशृङ्ग्यः।
त्रिहिमतलपलाशाः जोङ्गकः शाकशालौ
क्रमुकधवकलिङ्गच्छागकर्णाश्वकर्णाः।।७९।। (मालिनीछन्दः)
असनादिर्विजयते श्वित्रकुष्ठकफकृमीन्।
पाण्डुरोगं प्रमेहं च मेदोदोषनिबर्हणः[१] ।।८०।।

असन, तिनिश, भूर्ज, श्वेतवाह (अर्जुन), प्रकीर्य (पूतिकरञ्ज), खदिर, कदर (श्वेतसार), भण्डी (शिरीष), शिंशपा, मेषशृङ्गी (अजशृङ्गी), त्रिहिम (श्वेतचन्दन, रक्तचन्दन व दारुहरिद्राभेद/पीतचन्दन), तल (ताल), पलाश, जोङ्गक (अगुरु), शाक, शाल (शालनिर्यास), क्रमुक (सुपारी), धव, कलिङ्ग (इन्द्रयव), छागकर्ण (अजकर्ण) एवं अश्वकर्ण- ये **असनादिगण** के द्रव्य हैं। यह गण श्वित्र, कुष्ठ, कफ, कृमि, पाण्डुरोग, प्रमेह एवं मेदोदोष को दूर करता है।

असननामानि

असनादौ पीतसारः प्रियको बीजकोऽसनः।

असनादिगण में सर्वप्रथम असन के नाम का वर्णन है। पीतसार, प्रियक, बीजक एवं असन- ये **असन** के नाम हैं।

वानस्पतिक नाम- *Pterocarpus marsupium* Roxb. **Syn.-** *Pterocarpus marsupium f. acuminata* (Prain) Prain **कुल-**Fabaceae **अंग्रेजी नाम-** Indian Kino tree

तिनिशनामानि

स्यन्दनस्तिनिशो[२] नेमिः रथद्रुः सर्वसाधकः।।८१।।

स्यन्दन, तिनिश, नेमि, रथद्रु एवं सर्वसाधक- ये **तिनिश** के नाम हैं।

वानस्पतिक नाम- *Ougeinia oojeinensis* (Roxb.) Hochr. **Syn.-** *Ougeinia dalbergioides* Benth. **कुल-**Fabaceae **अंग्रेजी नाम-** Sandan

---

१. अ.हृ.सू.-१५.१९-२०

२. स्तिमितो-मु.,तिनिशो-रा.नि.

भूर्जनामानि

भूर्जो भुजो बहुपुटो मृदुत्वक्चास्थिरच्छदः।

भूर्ज, भुज, बहुपुट, मृदुत्वक् तथा अस्थिरच्छद- ये **भूर्ज** के नाम हैं।

वानस्पतिक नाम- *Betula utilis* D.Don **Syn.-** *Betula bhojpattra* Wall. **कुल-** Betulaceae **अंग्रेजी नाम-** Himalayan silver birch

अर्जुननामानि

पार्थोऽर्जुनः श्वेतवाहः ककुभः फाल्गुनाह्वयः।।८२।।

पार्थ, अर्जुन, श्वेतवाह, ककुभ एवं फाल्गुनाह्वय- ये **अर्जुन** के नाम हैं।

वानस्पतिक नाम- *Terminalia arjuna* (Roxb. ex DC.) W. & A. **कुल-** Combretaceae **अंग्रेजी नाम-** Arjuna myrobalan

खदिरनामानि

गायत्री खदिरो गीतः कुष्ठघ्नो बालपत्रकः।

गायत्री, खदिर, गीत, कुष्ठघ्न एवं बालपत्रक- ये **खदिर** के नाम हैं।

वानस्पतिक नाम- *Acacia catechu* (L.f.) Willd. **Syn.-** *Mimosa catechu* L. **कुल-**Mimosaceae **अंग्रेजी नाम-** Black Catechu

कदरनामानि

कदरः खदिरः सारो कोटरी श्यामसारकः।।८३।।

कदर, खदिर, सार, कोटरी एवं श्यामसारक- ये **कदर** के नाम हैं।

वानस्पतिक नाम- *Acacia polyacantha* Willd. **Syn.-** *Acacia suma* Kurz. **कुल-**Mimosaceae **अंग्रेजी नाम-** White cutch tree

शिरीषनामानि

भण्डी शुकद्रुः प्लवगः शिरीषो मृदुपुष्पकः।

भण्डी, शुकद्रु, प्लवग, शिरीष एवं मृदुपुष्पक- ये **शिरीष** के नाम हैं।

वानस्पतिक नाम- *Albizia lebbeck* (L.) Benth. **Syn**.- *Acacia lebbek* (L.) Willd. **कुल-**Mimosaceae **अंग्रेजी नाम-** Lebbeck tree

शिंशपानामानि

कपिला शिंशपा कृष्णसारो मण्डलपत्रकः।।८४।।

कपिला, शिंशपा, कृष्णसार एवं मण्डलपत्रक- ये **शिंशपा** के नाम हैं।

वानस्पतिक नाम- *Dalbergia sissoo* Roxb. ex DC. **Syn.-** *Amerimnon sissoo* (Roxb. ex DC.) Kuntze. **कुल-** Fabaceae **अंग्रेजी नाम-** Shisham

मेषश्रृङ्गीनामानि

बस्तान्त्री मेषश्रृङ्गी च चक्षुष्या बहुलाङ्गिका।

बस्तान्त्री, मेषश्रृङ्गी, चक्षुष्या तथा बहुलाङ्गिका- ये **मेषश्रृङ्गी** के नाम हैं।

वानस्पतिक नाम- *Gymnema sylvestre* (Retz.) Schult **Syn.-** *Gymnema alterniflorum* Loureiro **कुल-** Asclepiadaceae **अंग्रेजी नाम-** Periploca of the woods

कालेयकनामानि

कालेयकं पीतसारं तृतीयं वर्णकृद्धिमम्।।८५।।

कालेयक, पीतसार, वर्णकृत् एवं हिम- ये तृतीय चन्दन **कालेयक** (पीतचन्दन) के नाम हैं।

वानस्पतिक नाम- *Coscinium fenestratum* Colebr. **Syn.-** *Coscinium maingayi* Pierre **कुल-**Menispermaceae **अंग्रेजी नाम-** Yellow vine Wood

तालनामानि

ताडस्तालो दीर्घतरुस्तृणराजस्त्रिबीजकः।

ताड, ताल, दीर्घतरु, तृणराज तथा त्रिबीजक- ये **ताल** के नाम हैं।

वानस्पतिक नाम : *Borassus flabellifer* L. **Syn.-** *Borassus flabelliformis* Murr. **कुल** : Arecaceae **अंग्रेजी नाम** : Palmyra palm

पलाशनामानि

पलाशः किंशुको वातरोधो ब्रह्मतरुः पटुः।।८६।।

पलाश, किंशुक, वातरोध, ब्रह्मतरु तथा पटु- ये **पलाश** के नाम हैं।

वानस्पतिक नाम- *Butea monosperm* (Lam.) Taub. **Syn.-** *Butea frondosa* Roxb. **कुल-**Fabaceae **अंग्रेजी नाम-**The Forest flame

अगरुनामानि

जोङ्गकः शीतशमनो लोहनामागरुः स्मृतः।

जोङ्गक, शीतशमन, लोहनामा तथा अगरु- ये **अगरु** के नाम हैं।

वानस्पतिक नाम- *Aquilaria malaccensis* Lam. **Syn.-** *Aquilaria agallocha* Roxb. ex DC. **कुल-**Thymelaeaceae **अंग्रेजी नाम-** Eagle wood

शालवृक्षनामानि

सर्जाह्वः श्रीकरः शालो रसो निर्यासरालकौ।।८७।।

सर्जाह्व, श्रीकर, शाल, रस, निर्यास तथा रालक- ये **शालवृक्ष** के नाम हैं।

वानस्पतिक नाम- *Shorea robusta* Gaertn. **कुल-** Dipterocarpaceae **अंग्रेजी नाम-** Sal tree

धवनामानि

धवो दृढतरुर्गौरः शकटाक्षो मरुद्भवः।

धव, दृढतरु, गौर, शकटाक्ष तथा मरुद्भव- ये **धव** के नाम हैं।

वानस्पतिक नाम- *Anogeissus latifolia* (Roxb.ex DC.) Wall. ex Bedd. **Syn**.- *Conocarpus latifolia* DC. **कुल-** Combretaceae **अंग्रेजी नाम-** Axle wood tree

क्रमुकनामानि

क्रमुकं केवुकं पूगं कषायं मधुराह्वयम्।।८८।।

क्रमुक, केवुक, पूग, कषाय तथा मधुराह्वय- ये **क्रमुक** के नाम हैं।

वानस्पतिक नाम- *Areca catechu* L. **Syn.-** *Areca hortensis* Lour. **कुल-**Arecaceae

अजकर्णनामानि

श्वेतघ्नः शीतशमनः बस्तकर्णोऽजकर्णकः।

श्वेतघ्न, शीतशमन, बस्तकर्ण तथा अजकर्णक- ये **अजकर्ण** के नाम हैं।

वानस्पतिक नाम : *Vateria indica* L. **कुल** : Dipterocarpaceae
अंग्रेजी नाम : White Damar

अश्वकर्णनामानि

शस्यसंवरणः शूरः कुशिकश्चाश्वकर्णकः ।।८९ ।।

शस्यसंवरण, शूर, कुशिक तथा अश्वकर्णक- ये **अश्वकर्ण** के नाम हैं।

वानस्पतिक नाम- *Dipterocarpus turbinatus* C.F.Gaertn **Syn.-** *Dipterocarpus jourdainii* Pierre ex Laness. **कुल-** Dipterocarpaceae **अंग्रेजी नाम-** Garjan

।। इति असनादिगणो दशमः ।।

★ ★ ★

अथ वरुणादिगणः

वरुणसैर्यकयुग्मशतावरीदहनमोरटबिल्वविषाणिकाः।
द्विबृहतीद्विकरञ्जजयाद्वयं बहलपल्लवदर्भरुजाकराः।।९०।।

(द्रुतविलम्बितछन्दः)

वरुणादिः कफं मेदोमन्दाग्नित्वं नियच्छति।
आढ्यवातं शिरःशूलं गुल्मं चान्तः सविद्रधिम्[१]।।९१।।

वरुण, सैर्यकयुग्म (रक्त व पीत सैर्यक), शतावरी, दहन (चित्रक), मोरट (मूर्वा), बिल्व, विषाणिका (अजशृङ्गी), बृहतीद्वय, करञ्जद्वय, जयाद्वय (तर्कारी हरीतकी), बहलपल्लव (शोभाञ्जन), दर्भ (कुश) तथा रुजाकर (हिन्ताल)- ये वरुणादिगण के द्रव्य हैं। यह गण कफविकार, मेदोविकार, मन्दाग्नि, आढ्यवात (ऊरुस्तम्भ), शिरःशूल, आभ्यन्तर गुल्म व विद्रधि को दूर करता है।

वरुणनामानि

वरुणादौ श्वेतपुष्पो वरुणो वरणः स्मृतः।

आदि में वरुण के नामों का परिगणन किया जाता है। श्वेतपुष्प, वरुण एवं वरण- ये **वरुण** के नाम हैं।

वानस्पतिक नाम- *Crataeva nurvala* Buch. -Ham. **Syn.-** *Crataeva* religiosa Hook. f. & Thoms. **कुल-**Capparaceae **अंग्रेजी नाम-** Varun

बिल्वनामानि

शलाटु[२]वृक्षो बिल्वोऽस्त्री पूतिवातो महाफलः।।९२।।
मालूरः श्रीफलः शैवः शाण्डिल्यः श्रीनिवासकः।

शलाटुवृक्ष, बिल्व, पूतिवात, महाफल, मालूर, श्रीफल, शैव, शाण्डिल्य तथा श्रीनिवासक- ये **बिल्व** के नाम हैं। बिल्व शब्द पुल्लिङ्ग व नपुंसकलिङ्ग में प्रयुक्त होता है।

वानस्पतिक नाम- *Aegle marmelos* (L.) Corr. **Syn.**- *Crateva marmelos* L. **कुल-** Rutaceae **अंग्रेजी नाम-** Bengal quinc

१. अ.हृ.सू.-१५.२१-२२
२. शटाल-मु.

अजशृङ्गीनामानि

महाकाल्यजशृङ्गी च कूर्चपर्णी विषाणिका।।९३।।

महाकाली, अजशृङ्गी, कूर्चपर्णी तथा विषाणिका- ये **अजशृङ्गी** के नाम हैं।

अरणीनामानि

जयाग्निमन्थोऽरणिका तर्कारी[१] वैजयन्तिका।

जया, अग्निमन्थ, अरणिका, तर्कारी तथा वैजयन्तिका- ये **अरणी** के नाम हैं।

वानस्पतिक नाम- *Premna serratifolia* L. **Syn**.- *Premna obtusifolia* R. Br. **कुल-** Verbenaceae **अंग्रेजी नाम-** Headache tree

शिग्रुत्रयनामानि

शिग्रुः शोभाञ्जनस्तीक्ष्णगन्धो बहलपल्लवः।।९४।।
मुरुङ्गी शिग्रुको रक्तपुष्पो मधुरशिग्रुकः।
तृतीयो मधुरः सिंहकेसरी मधुशिग्रुकः।।९५।।
सितं तीक्ष्णं शिग्रुबीजं श्वेताङ्गं मरिचाह्वयम्।

शिग्रु, शोभाञ्जन, तीक्ष्णगन्ध व बहलपल्लव- ये **शिग्रु** के नाम हैं। मुरुङ्गी, शिग्रुक, रक्तपुष्प तथा मधुरशिग्रुक- ये **द्वितीय शिग्रु** के नाम हैं। मधुर, सिंहकेसरी, मधुशिग्रुक- ये **तृतीय शिग्रु** के नाम हैं। सित, तीक्ष्ण, शिग्रुबीज, श्वेताङ्ग तथा मरिचाह्वय- ये **शिग्रुबीज** के नाम हैं।

शिग्रु-वानस्पतिक नाम- *Moringa oleifera* Lam. **Syn.-** *Moringa pterygosperma* Gaertn. **कुल-**Moringaceae **अंग्रेजी नाम-** Drum stick tree

मधुशिग्रु-वानस्पतिक नाम- *Moringa concanensis* Nimmo **कुल-** Moringaceae **अंग्रेजी नाम-** Sweet drum stick tree

दर्भनामानि

दर्भः कुशो लवः स्थूलः सूक्ष्मो वेदपवित्रकः।।९६।।

दर्भ, कुश, लव, स्थूल, सूक्ष्म तथा वेदपवित्रक- ये **दर्भ** के नाम हैं।

---

१. तक्कारी- मु.

वानस्पतिक नाम- *Imperata cylindrica* (L.) Raeusch. **Syn.-** *Imperata arundinacea* Cirillo.; *Imperata cylindrica* (L.) P. Beauv. **कुल-**Poaceae **अंग्रेजी नाम-** Cotton wool grass

आर्तगलनामानि

रुजाकरस्त्वार्तगलो हुंकारो भीषणाह्वयः।
जालवृक्षो दुष्प्रधर्षः स्वादुतिक्तफलः स्मृतः।।९७।।

रुजाकर, आर्तगल, हुंकार, भीषणाह्वय, जालवृक्ष, दुष्प्रधर्ष, स्वादुफल तथा तिक्तफल- ये **आर्तगल** के नाम हैं।

वानस्पतिक नाम : *Xanthium strumarium* L. **Syn**.- *Xanthium abyssinicum* Wall. **कुल** : Asteraceae **अंग्रेजी नाम** : Cocklebur

।। इति वरुणादिगण एकादशः।।

★ ★ ★

अथ ऊषकादिगणः

ऊषकस्तुत्थकं हिङ्गुकासीसद्वयसैन्धवम्।
सशिलाजतु कृच्छ्राश्मगुल्ममेदःकफापहम्[1]।।९८।।

ऊषक (कल्लर), तुत्थक, हिङ्गु, कासीसद्वय (पांशुधातु, पुष्पकासीस), सैन्धव तथा शिलाजतु- ये द्रव्य मूत्रकृच्छ्र, अश्मरी, गुल्म, मेदोविकार तथा कफविकार को दूर करने वाले हैं।

ऊषकनामानि

ऊषकादौ तु वृषको वूषको रुचकाह्वयः।
ऊषो निःसारकः सिंहो मूत्रवृद्धिकरः स्मृतः।।९९।।

ऊषकादि गण में सर्वप्रथम ऊषक के नामों का परिगणन किया गया है।

वृषक, वूषक, रुचकाह्वय, ऊष, निःसारक, सिंह तथा मूत्रवृद्धिकर- ये **ऊषक** के नाम हैं।

वानस्पतिक नाम : *Dorema ammoniacum* D.Don **कुल** : Api **अंग्रेजी नाम** : Ushak

तुत्थकद्वयनामानि

कठिनं तुत्थकं द्वेधा कर्परं बर्हिकण्ठकम्।

कठिन व तुत्थक- ये **तुत्थक** के नाम हैं। यह कर्पर तथा बर्हिकण्ठक (मयूरतुत्थ) भेद से दो प्रकार का होता है।

हिङ्गुनामानि

जन्तुघ्नं जरणं हिङ्गु रामठं भूतनाशनम्।।१००।।

जन्तुघ्न, जरण, हिङ्गु, रामठ तथा भूतनाशन- ये **हिङ्गु** के नाम हैं।

वानस्पतिक नाम- *Ferula narthex* Boiss. **कुल-**Apiaceae **अंग्रेजी नाम-** Asafoetida

कासीसद्वयनामानि

कासीसं पांशुधात्वाख्यं द्वितीयं पुष्पसञ्ज्ञकम्।

---

१. अ.हृ.सू.-१५.२३

कासीस, पांशुकासीस तथा धातुकासीस- ये **कासीस** के नाम हैं। इसका दूसरा भेद **पुष्पकासीस** कहलाता है।

सैन्धवलवणनामानि

सैन्धवं माणिमन्थं च नादेयं लवणोत्तमम्।।१०१।।

सैन्धव, माणिमन्थ, नादेय तथा लवणोत्तम- ये **सैन्धवलवण** के नाम हैं।

शिलाजतुनामानि

शिलाजं धातुजं ज्ञेयं मन्दरोत्थं शिलाजतु।
पार्वतं शैलनिर्यासः गिरिजं च शिलाह्वयम्।।१०२।।

शिलाज, धातुज, मन्दरोत्थ, शिलाजतु, पार्वत, शैलनिर्यास, गिरिज तथा शिलाह्वय- ये **शिलाजतु** के नाम हैं।

।। इति ऊषकादिगणो द्वादशः।।

★ ★ ★

अथ वीरतरादिगणः

वेल्लन्तरारणिकबूकवृषाश्मभेद-
गोकण्टकोत्कटसहचरबाणकाशाः।
वृक्षादनीनलकुशद्वयगुण्ठगुन्द्रा-
भल्लूकमोरटकुरण्टकरम्भपार्थाः॥१०३॥ (वसन्ततिलकाछन्दः)
वर्गो वीरतराद्योऽयं हन्ति वातकृतान् गदान्।
अश्मरीशर्करामूत्रकृच्छ्राघातरुजाहरः[१] ॥१०४॥

वेल्लन्तर (वीरतरु), अरणिक (अग्निमन्थ), बूक (ईश्वरमल्लिका), वृष (आटरूषक), अश्मभेद (पाषाणभेद), गोकण्टक (गोक्षुर), उत्कट, सहचर, बाण, काश, वृक्षादनी, नल, कुशद्वय (स्थूल व सूक्ष्मदर्भ), गुण्ठ, गुन्द्रा, भल्लूक (श्योनाक), मोरट (क्षीरमोरट), कुरण्ट (सितिवारक), करम्भ (उत्तमारुणी) तथा पार्था (सुवर्चला)- ये **वीरतरादिगण** के द्रव्य हैं। यह वीरतरादिगण वातजविकार, अश्मरी, शर्करा, मूत्रकृच्छ्र तथा मूत्राघात की पीड़ा का शमन करता है।

वेल्लन्तरनामानि

वेल्लन्तरो वीरतरुर्गणे वीरतरादिके।

वीरतरादिगण के प्रथम द्रव्य वेल्लन्तर को **वीरतरु** कहते हैं।

वानस्पतिक नाम- *Dichrostachys cinerea* (L.) W. & A. **Syn.-** *Mimosa cinerea* L. **कुल-**Mmosaceae **अंग्रेजी नाम-** Kalahari christmas tree

वसुकनामानि

वसुकः स्थूलपुष्पश्च बुकश्चेश्वरमल्लिका॥१०५॥

वसुक, स्थूलपुष्प, बुक तथा ईश्वरमल्लिका- ये **वसुक** के नाम हैं।

वानस्पतिक नाम- *Osmanthus fragrans* Lour. **Syn.-** *Notelaea posua* D.Don **कुल-** Oleaceae **अंग्रेजी नाम-** Fragrant olive

वासानामानि

सिंहास्यः कर्कटश्चैव वृषकश्चाटरूषकः।

सिंहास्य, कर्कट, वृषक तथा आटरूषक- ये **वासा** के नाम हैं।

१. अ.हृ.सू.-१५.२४-२५

वानस्पतिक नाम- *Adhatoda zeylanica* Medik. **Syn**.- *Adhatoda vasica* Nees **कुल-** Acanthaceae **अंग्रेज़ी नाम-** Malabar nut

वेणुपत्रीनामानि

वेणुपत्री वृषा पार्वी पर्वणी वंशपत्रिका।।१०६।।

वेणुपत्री, वृषा, पार्वी, पर्वणी तथा वंशपत्रिका- ये **वेणुपत्री** के नाम हैं।

विशेष- अष्टाङ्गहृदय के वेल्लन्तरादिगण में **वृषा** नाम से मात्र 'वासा' का ग्रहण है, लेकिन यहाँ पर वृषापद से 'वेणुपत्री' का भी ग्रहण किया गया है।

पाषाणभेदनामानि

अश्मभेदी शिलाभेदी ज्ञेया पाषाणभेदिका।

अश्मभेदी, शिलाभेदी तथा पाषाणभेदिका- ये **पाषाणभेद** के नाम हैं।

वानस्पतिक नाम- *Bergenia ciliata* (Haw.) Sternb. **Syn.-** *Saxifraga ligulata* Wall. **कुल-**Saxifragaceae **अंग्रेजी नाम-** Elephant ears

उत्कटानामानि

उत्कटा सूक्ष्मपत्रा च दीर्घलोहितयष्टिका।।१०७।।

उत्कटा, सूक्ष्मपत्रा तथा दीर्घलोहितयष्टिका- ये **उत्कटा** के नाम हैं।

बाणनामानि

शरेक्षुकुसुमौ बाणः स काण्डेक्षुनिभाङ्घ्रिकः।

शर, इक्षुकुसुम, बाण, काण्ड तथा इक्षुनिभाङ्घ्रिक- ये **बाण** के नाम हैं।

विशेष- अष्टाङ्गहृदय की सर्वाङ्गसुन्दरटीका में **बाण** पद से 'नीलपुष्पसैर्यक' का ग्रहण किया है, लेकिन यहाँ पर 'शर' का ग्रहण किया गया है।

वानस्पतिक नाम : *Saccharum bengalense* Retz. **Syn.-** *Saccharum munja* Roxb. **कुल**: Poaceae **अंग्रेजी नाम** : Munj Sweetcane

काशनामानि

श्वेतचामरकः काशो गुन्द्रा स्याद् गुच्छपुष्पिका।।१०८।।

श्वेतचामरक, काश, गुन्द्रा तथा गुच्छपुष्पिका- ये **काश** के नाम हैं।

वानस्पतिक नाम- *Saccharum spontaneum* L. **Syn.-** *Saccharum caducum* Tausch **कुल-**Poaceae **अंग्रेजी नाम-** Thatch Grass

वन्दाकनामानि

वृक्षादनी तु शिखरी वन्दाकः कामवृक्षकः।

वृक्षादनी, शिखरी, वन्दाक तथा कामवृक्षक- ये **वन्दाक** के नाम हैं।

वानस्पतिक नाम- *Dendrophthoe falcata* (L.f.) Ettingsh. **Syn.-** *Dendrophthoe bicolor* (Roxb.) Mart. **कुल-**Loranthaceae **अंग्रेजी नाम-** Honey Suckle Mistletoe

नलनामानि

मृदुपुष्पोऽथ सुषिरो नदीस्थो नलको नलः।।१०९।।

मृदुपुष्प, सुषिर, नदीस्थ, नलक तथा नल- ये **नल** के नाम हैं।

वानस्पतिक नाम- *Phragmites karka* (Retz.) Trin. ex Steud. **Syn.-** *Arundo karka* Retz. **कुल-**Poaceae **अंग्रेजी नाम-** Giant bambooreed

गुण्ठनामानि

गुण्ठो वृत्ततृणः शुण्ठः शृङ्गवेराभमूलकः।

गुण्ठ, वृत्ततृण, शुण्ठ तथा शृङ्गवेराभमूलक- ये **गुण्ठ** के नाम हैं।

वानस्पतिक नाम : *Typha australis* K.Schum. & Thonner **Syn.-** *Typha angustifolia var. angustata* Jordanov. **कुल** : Typhaceae **अंग्रेजी नाम** : Indian Reed Mace

टुण्टुकनामानि

भल्लूको भूतवृक्षश्च श्योनाकश्चैव टुण्टुकः।।११०।।

भल्लूक, भूतवृक्ष, श्योनाक तथा टुण्टुक- ये **टुण्टुक** के नाम हैं।

वानस्पतिक नाम- *Oroxylum indicum* (L.) Kurz **Syn.-** *Bignonia indica* L. **कुल-** Bignoniaceae **अंग्रेजी नाम-** Indian trumpet tree

कुरण्टकनामानि

श्रीहस्तिनी कुरण्टका पिचुकः शितिवारकः।
कृष्णसूक्ष्मफला युक्तपुष्पा मस्तकमञ्जरी।।१११।।

श्रीहस्तिनी, कुरण्टका, पिचुक, शितिवारक, कृष्णसूक्ष्मफला, युक्तपुष्पा तथा मस्तकमञ्जरी- ये **कुरण्टक** के नाम हैं।

वानस्पतिक नाम- *Celosia argentea* L. **Syn.-** *Amaranthus cristatus* Noronha **कुल-**Amaranthaceae **अंग्रेजी नाम-** Common Cockscomb

करम्भनामानि

करम्भः कर्कशो युग्मफला चोत्तमकन्यका।

करम्भ, कर्कश, युग्मफला तथा उत्तमकन्यका- ये **करम्भ** के नाम हैं।

वानस्पतिक नाम- *Pergularia daemia* (Forsk.) Choiv. **Syn.-** *Pergularia extensa* N.E.Br., *Daemia extensa* R. Br. **कुल-** Asclepiadaceae **अंग्रेजी नाम-** Pergularia

कपोतवङ्कानामानि

कपोतवङ्का वरदा रविभक्ता सुवर्चला।।११२।।

कपोतवङ्का, वरदा, रविभक्ता तथा सुवर्चला- ये **कपोतवङ्का** के नाम हैं।

।। इति वीरतरादिगणस्त्रयोदशः।।

★ ★ ★

अथ रोध्रादिगणः

रोध्रशाबरकरोध्रपलाशाः जिङ्गिणीसरलकट्फलयुक्ताः।
कुत्सिताम्बकदलीगतशोकाः सैलवालुपरिपेलवमोचाः।।११३।।

(स्वागताछन्दः)

एष रोध्रादिको नाम मेदःकफहरो गणः।
योनिदोषहरः स्तम्भी वर्ण्यो विषविनाशनः[१]।।११४।।

रोध्र, शाबरकरोध्र, पलाश, जिङ्गिणी (कृष्णशाल्मली), सरल (देवदारु), कट्फल, युक्ता (रास्ना), कुत्सिताम्ब (कदम्ब), कदली, गतशोक (अशोक), एलवालु, परिपेलव (कुटन्नट) तथा मोचा (शल्लकी) आदि रोध्रादिगण के द्रव्य हैं। यह गण कफनाशक, योनिदोषहर, स्तम्भी (स्तम्भन), व्रण को उत्तम करने वाला तथा विषविकारनाशक होता है।

लोध्रनामानि

लोध्रादौ तिल्वको लोध्रस्तिरीटः पट्टिकाह्वयः।

लोध्रादिगण में सबसे पहले लोध्र का वर्णन है। तिल्वक, लोध्र, तिरीट तथा पट्टिकाह्वय- ये **लोध्र** के नाम हैं।

वानस्पतिक नाम : *Symplocos racemosa* Roxb. **Syn.**- *Symplocos intermedia* Brand **कुल** : Symplocaceae **अंग्रेजी नाम** : Californian cinchona

शाबरलोध्रनामानि

द्वितीयः शाबरः श्वेतो घनत्वक् चाक्षिभेषजः।।११५।।

शाबरलोध्र, श्वेतलोध्र, घनत्वक् तथा अक्षिभेषज- ये **शाबरलोध्र** के नाम हैं।

वानस्पतिक नाम: *Symplocos paniculata* (Thunb.) Miq. **Syn.**- *Symplocos chinensis* (Lour.) Druce; *Symplocos crataegoides* Buch.-Ham. **कुल** :Symplocaceae **अंग्रेजी नाम** : Sweet leaf

जिङ्गिणीनामानि

जिंगिणी झिङ्गिणी ज्ञेया मोचकी गुडमञ्जरी।

जिंगिणी, झिङ्गिणी, मोचकी तथा गुडमञ्जरी- ये **जिङ्गिणी** (कृष्णशाल्मली) के नाम हैं।

१. अ.हृ.सू.-१५.२६-२७

वानस्पतिक नाम : *Lannea coromandelica* (Houtt) Merr. **Syn.-** *Lannea grandis* (Dennst.) Engl., *Odina wodier* Roxb. **कुल** : Anacardiaceae **अंग्रेजी नाम** : Wodier tree

सरलनामानि

पूतिकाष्ठं देववृक्षः सरलो देवदारुकः।।११६।।
सुरकाष्ठं भद्रदारुः देवपर्यायवाचकः।

पूतिकाष्ठ, देववृक्ष, सरल, देवदारुक, सुरकाष्ठ, भद्रदारु तथा देवपर्यायवाचक (देव के सभी पर्याय)- ये **सरल** के नाम हैं।

वानस्पतिक नाम : *Pinus roxburghii* Sarg. **Syn.-** *Pinus longifolia* Roxb. ex Lamb. **कुल** :Pinaceae **अंग्रेजी नाम** : Pine

रास्नानामानि

सुगन्धा सुवहा रास्ना युक्ताह्वा गन्धनाकुली।।११७।।

सुगन्धा, सुवहा, रास्ना, युक्ताह्वा तथा गन्धनाकुली- ये **रास्ना** के नाम हैं।

वानस्पतिक नाम- *Pluchea lanceolata* (DC.) Clarke **Syn.-** *Berthelotia lanceolata* DC. **कुल-**Asteraceae **अंग्रेजी नाम-** Pluchea

कदम्बनामानि

सुरभिश्च कदम्बश्च कुञ्चिताङ्गो[1] हरिप्रियः।

सुरभि, कदम्ब, कुञ्चिताङ्ग तथा हरिप्रिय- ये **कदम्ब** के नाम हैं।

वानस्पतिक नाम- *Anthocephalus cadamba* (Roxb.) Miq. **Syn.-** *Nauclea cadamba* Roxb. **कुल-**Rubiaceae **अंग्रेजी नाम-** Wild Cinchona

कदलीनामानि

रम्भा तु कदली मोचा वृत्तपुष्पांशुमत्फला।।११८।।

रम्भा, कदली, मोचा, वृत्तपुष्पा तथा अंशुमत्फला- ये **कदली** के नाम हैं।

वानस्पतिक नाम- *Musa paradisiaca* L. **Syn.-** *Musa sapientum* L. **कुल-**Musaceae **अंग्रेजी नाम-** Banana tree

---

१. कुत्सिताम्बो-अ.हृ.सू. (सर्वाङ्ग०, आयुर्वेद०)- १५.२६-२७; कुत्सिताङ्गो- अ.र.

अशोकनामानि

अशोको विगतशोकः सुभगस्ताम्रपल्लवः।

अशोक, विगतशोक, सुभग तथा ताम्रपल्लव- ये **अशोक** के नाम हैं।

वानस्पतिक नाम- *Saraca indica* L. **Syn.-** *Saraca asoca* (Roxb.) de Wilde **कुल-**Caesalpiniaceae **अंग्रेजी नाम-** Ashoka

एलवालुकनामानि

एलवालुकमैलेयं वालेयं हरिवालुकम्।।११९।।

एलवालुक, ऐलेय, वालेय तथा हरिवालुक- ये **एलवालुक** के नाम हैं।

वानस्पतिक नाम- *Prunus cerasus* L. **Syn.-** *Cerasus caproniana* DC. **कुल-**Rosaceae **अंग्रेजी नाम-** Dwarf cherry

परिपेलवनामानि

कुटन्नटं प्लवङ्गञ्च वितुन्नं परिपेलवम्।

कुटन्नट, प्लवङ्ग, वितुन्न तथा परिपेलव- ये **परिपेलव** के नाम हैं।

वानस्पतिक नाम- *Cyperus platyphyllus* Roem. & Schult. **Syn.-** *Cyperus maximus* Roxb. ex Nees **कुल-**Cyperaceae **अंग्रेजी नाम-** Egyptian grass

शल्लकीनामानि

सुरभिः सल्लकी मोचा महारम्भा गजप्रिया।।१२०।।

सुरभि, सल्लकी, मोचा, महारम्भा तथा गजप्रिया- ये **शल्लकी** के नाम हैं।

वानस्पतिक नाम- *Boswellia serrata* Roxb. ex Colebr. **Syn.-** *Boswellia glabra* Roxb. **कुल-** Burseraceae **अंग्रेजी नाम-** Indian olibanum tree

।। इति लोध्रादिगणश्चतुर्दशः।।

★ ★ ★

अथ अर्कादिगणः

अर्कालर्कौ नागदन्ती विशल्या भार्ङ्गी रास्ना वृश्चिकाली प्रकीर्या।
प्रत्यक्पुष्पी पीततैलोदकीर्या श्वेतायुग्मं तापसानां च वृक्षः।।१२१।।
(शालिनीछन्दः)

अयमर्कादिको वर्गः कफमेदोविषापहः।
कृमिकुष्ठप्रशमनो विशेषाद् व्रणशोधनः[1]।।१२२।।

अर्क (आक), अलर्क (श्वेतमन्दार), नागदन्ती, विशल्या (लाङ्गली), भार्ङ्गी (फञ्जी), रासना, वृश्चिकाली (उष्ट्रधूमक), प्रकीर्या (करञ्ज), प्रत्यक्पुष्पी (अपामार्ग), पीततैला (काकादनी/मालकाङ्गनी), उदकीर्या (पूतीकरञ्ज), श्वेतायुग्म (किणिही व पालिन्दी) तथा तापसवृक्ष (इंगुदी)- यह गण कफविकार, मेदोविकार, विषविकार, कृमिरोग तथा कुष्ठ को नष्ट करता है। यह विशेषरूप से दूषित व्रण का नाश करता है।

अर्कनामानि

अर्कादौ तु सदापुष्पा सूर्याह्वाऽर्कस्तु रूपिका।

अर्कादिगण में अर्क का सर्वप्रथम वर्णन है। सदापुष्पा, सूर्याह्वा, अर्क तथा रूपिका- ये **अर्क** के नाम हैं।

वानस्पतिक नाम- *Calotropis procera* (Ait.) Dryand**.** **Syn.-** *Asclepias procera* Ait **कुल-**Asclepiadacea **अंग्रेजी नाम-** Rubber bush

अलर्कनामानि

मन्दारः श्वेतकुसुमोऽलर्को विकिरणः स्मृतः।।१२३।।

मन्दार, श्वेतकुसुम, अलर्क तथा विकिरण - ये **अलर्क** के नाम हैं।

वानस्पतिक नाम- *Calotropis gigantea* (L.) Dryand **Syn.-** *Asclepias gigantea* L. **कुल-**Asclepiadaceae **अंग्रेजी नाम-** Mudar

नागदन्तीनामानि

नागदन्ती श्वेतघण्टा नागिनी पर्वपुष्पिका[2]।

नागदन्ती, श्वेतघण्टा, नागिनी तथा पर्वपुष्पिका- ये **नागदन्ती** के नाम हैं।

१. अ.हृ.सू.-१५.२८-२९
२. पूर्वपुष्पिका-मु., पर्वपुष्पिका-अ.हृ.सू. (सर्वाङ्ग०,आयुर्वेद०)- १५.२८-२९

वानस्पतिक नाम- *Croton oblongifolius* Roxb. **कुल-** Euphorbiaceae **अंग्रेजी नाम-**Oblong leaved croton

लाङ्गलीनामानि

विशल्या हलिनी वह्निजिह्वा लाङ्गलिका स्मृता।।१२४।।

विशल्या, हलिनी, वह्निजिह्वा तथा लाङ्गलिका- ये **लाङ्गली** के नाम हैं।

वानस्पतिक नाम- *Gloriosa superba* L. **Syn.-** *Gloriosa virescens* Lindl., **कुल-**Liliaceae **अंग्रेजी नाम-** The Glory lily

भार्ङ्गीनामानि

भार्ङ्गी फञ्जी च पालिन्दी द्विजयष्टिः सुगन्धिका।

भार्ङ्गी, फञ्जी, पालिन्दी, द्विजयष्टि तथा सुगन्धिका- ये **भार्ङ्गी** के नाम हैं।

वानस्पतिक नाम- *Clerodendrum serratum* (L.) Moon **Syn.-** *Rotheca serrata* (L.) Steane & Mabb **कुल-** Verbenaceae **अंग्रेजी नाम-** Serrate glory bower

अपामार्गनामानि

अपामार्गः शैखरिकः प्रत्यक्पुष्पी मयूरकः।।१२५।।

अपामार्ग, शैखरिक, प्रत्यक्पुष्पी तथा मयूरक- ये **अपामार्ग** के नाम हैं।

वानस्पतिक नाम- *Achyranthes aspera* L. **Syn.-** *Achyranthes australis* R. Br. **कुल-**Amaranthaceae **अंग्रेजी नाम-** The prickly-chaff flower

ज्योतिष्मतीद्वयनामानि

काकादनी पीततैला वेगा काकाण्डकी तथा।
ज्योतिष्मती पीततैला वेगा कङ्गुणिका स्मृता।।१२६।।

काकादनी, पीततैला, वेगा एवं काकाण्डकी- ये **ज्योतिष्मतीभेद** के नाम हैं। ज्योतिष्मती, पीततैला, वेगा तथा कङ्गुणिका- ये **ज्योतिष्मती** के नाम हैं।

ज्योतिष्मती- वानस्पतिक नाम- *Celastrus paniculatus* Willd. **Syn.-** *Catha paniculata* Scheidw. **कुल-** Celastraceae **अंग्रेजी नाम-** Staff tree

श्वेतायुग्मनामानि

श्वेता सुनाभिः कटभी किणिही मधुरेणुका।

कटम्भरा महाश्वेता कालिन्दी[१] कटभी सिता।।१२७।।

श्वेता, सुनाभि, कटभी, किणिही, मधुरेणुका- ये **श्वेता** के नाम हैं। कटम्भरा, महाश्वेता, कालिन्दी, कटभी तथा सिता- ये **महाश्वेता** के नाम हैं।

वन्ध्याकर्कोटकी[२]नामानि

कुमार्याख्या महाश्वेता वन्ध्याकर्कोटकी तथा।

कुमारी, महाश्वेता तथा वन्ध्याकर्कोटकी- ये **वन्ध्याकर्कोटकी** के नाम हैं।

इङ्गुदनामानि

इङ्गुदस्तिक्तमज्जा च पीलुकस्तापसद्रुमः।।१२८।।

इङ्गुद, तिक्तमज्जा, पीलुक तथा तापसद्रुम- ये **इङ्गुद** के नाम हैं।

वानस्पतिक नाम- *Balanites aegyptiaca* (L.) Delile **Syn.-** *Agialid aegyptiaca* (L.) Kuntze **कुल-**Balanitaceae **अंग्रेजी नाम-** Desert date

।। इत्यर्कादिगणः पञ्चदशः।।

★ ★ ★

१. पालिन्दी-अ.हृ.सू. (सर्वाङ्ग)

२. इयं वन्ध्याकर्कोटी अर्कादिगणारम्भे द्रव्यपरिगणने न लभ्यते।

अथ सुरसादिगणः

सुरसयुगफणिज्जं कालमालो विडङ्गं
खरबुसवृषकर्णी कट्फलं कासमर्दः।
क्षवकसरसि भार्ङ्गीकार्मुकाः[1] काकमाची
कुलहलविषमुष्टीभूस्तृणो भूतकेशी।।१२९।। (मालिनीछन्दः)
सुरसादिर्गणः श्लेष्ममेदःकृमिनिषूदनः।
प्रतिश्यायारुचिश्वासकासघ्नो व्रणशोधनः[2]।।१३०।।

सुरसयुग (श्वेत व कृष्ण तुलसी), फणिज्ज (मरिचक), कालमाल (कृष्णार्जक), विडङ्ग, खरबुस (मरुबक), वृषकर्णी (मूषिककर्णी), कट्फल (सोमवल्क), कासमर्द, क्षवक, सरसी (कपित्थपर्णी), भार्ङ्गी (अङ्गारवल्ली), कार्मुका (रक्तमञ्जरी, अतिमुक्तक), काकमाची, कुलहल (भूकदम्ब), विषमुष्टी (कर्कोटी), भूस्तृण तथा भूतकेशी (मांसी)- ये सुरसादिगण के द्रव्य हैं। यह गण कफविकार, मेदोरोग, कृमि, प्रतिश्याय, अरुचि, श्वासरोग तथा कास का शमन करता है। यह विशेषरूप से व्रण का शोधन करता है।

तुलसीनामानि

सुरसादौ गणे द्वेधा सुरसा कृष्णगौरतः।
स्वादुगन्धिच्छदा चैव कायस्था तुलसी तथा।।१३१।।

सुरसादिगण में सर्वप्रथम सुरसा का वर्णन है। यह कृष्ण व गौर भेद से दो प्रकार की होती है। स्वादुगन्धिच्छदा, कायस्था तथा तुलसी- ये **सुरसा** (तुलसी) के पर्याय हैं।

वानस्पतिक नाम- *Ocimum sanctum* L. **कुल**-Lamiaceae **अंग्रेजी नाम-** Holy bas

फणिज्जकनामानि

फणिज्जको मञ्जरीकस्तीक्ष्णगन्धः सुगन्धिकः।

फणिज्जक, मञ्जरीक, तीक्ष्णगन्ध तथा सुगन्धिक- ये **फणिज्जक** के नाम हैं।

---

१. कार्मुका रक्तमञ्जरी, अतिमुक्तक इत्यन्ये (अ.हृ.सू.सर्वाङ्ग)
२. अ.हृ.सू.-१५.३०-३१

कठिञ्जरनामानि

कृष्णार्जकः कालमालः कठिञ्जरकुठेरकौ।।१३२।।

कृष्णार्जक, कालमाल, कठिञ्जर तथा कुठेरक- ये **कठिञ्जर** के नाम हैं।

वानस्पतिक नाम- *Orthosiphon aristatus* Blume Miq. **Syn.-** *Orthosiphon grandiflorus* Bold. **कुल-** Lamiaceae

विडङ्गनामानि

विडङ्गं कृमिजिद्बल्यं[१] किरीटं श्वेत[२]तण्डुलम्।

विडङ्ग, कृमिजित्, बल्य, किरीट तथा श्वेततण्डुल- ये **विडङ्ग** के नाम हैं।

वानस्पतिक नाम- *Embelia ribes* Burm. f. **Syn.-** *Antidesma ribes* (Burm. f.) Raeusyeer **कुल-**Primulaceae **अंग्रेजी नाम-** False black pepper

मरुबकनामानि

सुखात्मकः[३] खरबुसो मरुबः खरपत्रकः।।१३३।।

सुखात्मक, खरबुस, मरुब तथा खरपत्रक- ये **मरुबक** के नाम हैं।

वानस्पतिक नाम- *Origanum majorana* L. **Syn.-** *Amaracus majorana* (L.) Schinz & Thell. **कुल-**Lamiaceae **अंग्रेजी नाम-** Marjoram

आखुकर्णीनामानि

वृषकर्ण्याखुकर्णी च तथा भूमिदरश्रवा[४]।

वृषकर्णी, आखुकर्णी तथा भूमिदरश्रवा- ये **आखुकर्णी** के नाम हैं।

वानस्पतिक नाम- *Merremia gangetica* (L.) Cuf. **Syn.-** *Merremia emarginata* (Burm. f.) Hallier.f. **कुल-** Convolvulaceae **अंग्रेजी नाम-** Kidney leaf morning glory

---

१. वेल्लं-अ.हृ.सू. (सर्वाङ्ग)

२. कैरलं चित्र-अ.र.

३. शूकात्मकः-मु.; सुखात्मकः-च.नि.

४. भूमिपरिश्रया-मु.; भूमिदरश्रवा-कै.नि.

कासमर्दनामानि

राजवृक्षः[1] पीतपुष्पः कासघ्नः कासमर्दकः।।१३४।।

राजवृक्ष, पीतपुष्प, कासघ्न तथा कासमर्दक- ये **कासमर्दक** के नाम हैं।

वानस्पतिक नाम- *Cassia occidentalis* (L.) Rose **Syn.-** *Senna occidentalis* (L.) Link **कुल**-Caesalpiniaceae **अंग्रेजी नाम**- The Negro Coffee

क्षवकनामानि

उद्वेगजननस्तीक्ष्णः क्षवकः क्षुद्विबोधकः।

उद्वेगजनन, तीक्ष्ण, क्षवक तथा क्षुद्विबोधक- ये **क्षवक** के नाम हैं।

वानस्पतिक नाम- *Centipeda minima* (L.) A.Braun & Asch. **Syn.-** *Artemisia minima* L. **कुल**-Compositae **अंग्रेजी नाम**- Spreading Sneeze Weed

कपित्थपत्रीनामानि

कपित्थपत्री सरसी निर्झरा झरपत्रिका।।१३५।।

कपित्थपत्री, सरसी, निर्झरा तथा झरपत्रिका- ये **कपित्थपत्री** के नाम हैं।

वानस्पतिक नाम : *Hesperethusa crenulata* (Roxb.) M. Roem. **Syn.**- *Limonia crenulata* Roxb. **कुल** : Hesperethusa **अंग्रेजी नाम**: Thanaka tree

कार्मुका(रक्तमञ्जरी)नामानि

प्राचीना बोधकी कान्ता कार्मुका रक्तमञ्जरी।

प्राचीना, बोधकी, कान्ता, कार्मुका तथा रक्तमञ्जरी- ये **कार्मुका** (रक्त-मञ्जरी) के नाम हैं।

कार्मुका(अतिमुक्तक)नामानि

माधवी स्यादमुक्तश्च सुवसन्तोऽतिमुक्तकः।।१३६।।

माधवी, अमुक्त, सुवसन्त तथा अतिमुक्तक- ये **कार्मुका** (अतिमुक्तक) के नाम हैं।

---

१. राजक्षवः-मु.; राजवृक्षः-अ.र., स.नि.

वानस्पतिक नाम : *Hiptage madablota* Gaertn. **Syn.-** *Hiptage benghalensis* (L.) kurz. **कुल** : Malpighiaceae अंग्रेजी नाम : Madhavi Lata

काकमाचीनामानि

काकमाची गुडफला[१] काकाह्वा माचिकापि च।

काकमाची, गुडफला, काकाह्वा तथा माचिका- ये **काकमाची** के नाम हैं।

वानस्पतिक नाम- *Solanum americanum* Mill. **Syn.-** *Solanum nigrum* L. **कुल-**Solanaceae **अंग्रेजी नाम-** Common nightshade

कुलहलनामानि

वोटो[२] वृद्धः कुलहलो मुण्डिको[३] भूकदम्बकः।।१३७।।

वोट, वृद्ध, कुलहल, मुण्डिक तथा भूकदम्बक- ये **कुलहल** के नाम हैं।

वानस्पतिक नाम- *Sphaeranthus indicus* L. **Syn.-** *Sphaeranthus hirtus* Willd. **कुल-**Asteraceae **अंग्रेजी नाम-** East Indian globe thistle

विषमुष्टिनामानि

विषमुष्टिश्च कर्कोटी क्षपाह्वा केशमुष्टिका।

विषमुष्टि, कर्कोटी, क्षपाह्वा तथा केशमुष्टिका- ये **विषमुष्टि** के नाम हैं।

भूस्तृणनामानि

मालातृणो रोचनको[४] भूस्तृणो गुह्यबीजकः।।१३८।।

मालातृण, रोचनक, भूस्तृण तथा गुह्यबीजक- ये **भूस्तृण** के नाम हैं।

वानस्पतिक नाम- *Cymbopogon citratus* (D.C.) Stapf. **Syn.-** *Andropogon citratus* DC. **कुल-**Poaceae **अंग्रेजी नाम-** Lemon grass

निर्गुण्डीनामानि

भूतावेशी भूतकेशी निर्गुण्डी सिन्दुवारकः।
शेफालिका श्वेतपुष्पा श्वेतनिर्गुण्डिका स्मृता।।१३९।।

१. गूढफला-मु.; गुडफला-अ.हृ.सू. (सर्वाङ्ग)
२. बोलो-मु., वोटो-कै.नि.
३. जम्बूलो-मु.
४. पुत्राञ्जलिः भूतकेशी-मु.

भूतावेशी, भूतकेशी, निर्गुण्डी, सिन्दुवारक, शेफालिका, श्वेतपुष्पा तथा श्वेतनिर्गुण्डिका- ये **निर्गुण्डी** के नाम हैं।

वानस्पतिक नाम : *Vitex negundo* L. **Syn.**- *Agnus-castus negundo* (L.) Carriere **कुल** : Verbenaceae **अंग्रेजी नाम** : Five leaved-chaste tree

।। इति सुरसादिगणः षोडशः ।।

★ ★ ★

अथ मुष्ककादिगण:

मुष्ककस्नुग्वराद्वीपिपलाशधवशिंशपा:।
गुल्ममेहाश्मरीपाण्डुमेदोर्श:कफशुक्रजित्[१] ।।१४०।।

मुष्कक, स्नुक्, वरा (त्रिफला), द्वीपी (चित्रक), पलाश, धव तथा शिंशपा- ये मुष्ककादिगण के द्रव्य गुल्म, प्रमेह, अश्मरी, पाण्डुरोग, मेदोरोग, अर्श, कफविकार एवं शुक्र दोषों को दूर करते हैं।

मुष्ककनामानि

मुष्ककादौ तु शिखरी मुष्कको मोक्षकस्तथा।
कालमुष्क: क्षारवृक्ष: क्षीणवारिफल: स्मृत:।।१४१।।

मुष्ककादिगण में सर्वप्रथम मुष्कक का वर्णन है। शिखरी, मुष्कक, मोक्षक, कालमुष्क, क्षारवृक्ष तथा क्षीणवारिफल- ये **मुष्कक** के नाम हैं।

वानस्पतिक नाम- *Schrebera swietenioides* Roxb. **Syn.-** *Nathusia swietenioides* (Roxb.) Kuntze **कुल-** Oleaceae **अंग्रेजी नाम-** Weaver's Beam Tree

स्नुहीनामानि

सुधा वज्री महावृक्षो ग्रन्थिला स्नुग्गुडा स्नुही।
समन्तदुग्धा श्वजिह्वपत्रश्च युग्मकण्टक:।।१४२।।

सुधा, वज्री, महावृक्ष, ग्रन्थिला, स्नुक्, गुडा, स्नुही, समन्तदुग्धा, श्वजिह्वपत्र तथा युग्मकण्टक- ये **स्नुही** के नाम हैं।

वानस्पतिक नाम : *Euphorbia neriifolia* L. **Syn.-** *Euphorbia edulis* Lour. **कुल** : Euphorbiaceae **अंग्रेजी नाम** : Indian spurge tree

।। इति मुष्ककादिगण: सप्तदश:।।

★ ★ ★

---

१. अ.हृ.सू.-१५.३२

अथ वत्सकादिगणः

वत्सकमूर्वाभार्ङ्गीकटुका मरीचं घुणप्रिया च गण्डीरम्।
एलापाठाजाजीकट्वङ्गफलाजमोदसिद्धार्थवचाः।।१४३।। (आर्याछन्दः)
जीरकहिङ्गुविडङ्गं पशुगन्धा पञ्चकोलकं हन्ति।
चलकफमेदःपीनसगुल्मज्वरशूलदुर्नाम्नः[1] **।।१४४।।**(आर्याछन्दः)

वत्सक (वनतिक्त), मूर्वा, भार्ङ्गी, कटुका, मरीच, घुणप्रिया (अतिविषा), गण्डीर (स्नुही), एला (छोटी इलायची), पाठा, अजाजी (जीरक), कट्वङ्गफल (अरलुकफल), अजमोदा (दीप्यक), सिद्धार्थ (गौरसर्षप), वचा, जीरक (कृष्णजीरक), हिङ्गु, विडङ्ग, पशुगन्धा (अजगन्धा) तथा पञ्चकोल (पिप्पली, पिप्पलीमूल, चव्य, चित्रक व सोंठ)- ये **वत्सकादिगण** के द्रव्य वातविकार, कफविकार, मेदोरोग, पीनस, गुल्म, ज्वर, शूल एवं अर्श को नष्ट करते हैं।

कुटजनामानि

वनतिक्तो वत्सकादौ कुटजो गिरिमल्लिका।
वृक्षकः शक्रवृक्षश्च वत्सकः कूटजस्तथा।।१४५।।

वत्सकादिगण में सर्वप्रथम वत्सक का वर्णन है। वनतिक्त, कुटज, गिरिमल्लिका, वृक्षक, शक्रवृक्ष, वत्सक तथा कूटज- ये **कुटज** के नाम हैं।

वानस्पतिक नाम- *Holarrhena antidysenterica* (L.) Wall. **Syn.-** *Wrightia antidysenterica* (L.) R.Br. **कुल-**Apocynaceae **अंग्रेजी नाम-** Ivory tree

अतिविषानामानि

भङ्गुरातिविषा माद्री शुक्लकन्दा घुणप्रिया।
द्वितीया तु प्रतिविषा श्वेतरक्तविषा मता।।१४६।।

भङ्गुरा, अतिविषा, माद्री, शुक्लकन्दा तथा घुणप्रिया- ये **अतिविषा** के नाम हैं। इसके दूसरे भेद को प्रतिविषा कहते हैं। यह श्वेत व रक्तभेद से दो प्रकार की होती है।

वानस्पतिक नाम- *Aconitum heterophyllum* Wall. ex Royle **Syn.-** *Aconitum cordatum* Royle **कुल-** Ranunculaceae **अंग्रेजी नाम-** Indian Aconite

---

१. अ.हृ.सू.-१५.३३-३४

अरलुनामानि

दीर्घवृन्तो महानिम्बः कट्वङ्गोऽरलुतिक्तकः।

दीर्घवृन्त, महानिम्ब, कट्वङ्ग, अरलु तथा तिक्तक- ये **अरलु** के नाम हैं।

वानस्पतिक नाम- *Ailanthus excelsa* Roxb. **Syn.**- *Ailanthus wightii* Tiegh. **कुल-** Simaroubaceae **अंग्रेजी नाम-** Indian Tree of Heaven

यवानीनामानि

दीप्यकं त्वजमोदस्तु यवानी जरणाह्वया।।१४७।।

दीप्यक, अजमोद, यवानी तथा जरणाह्वय- ये **यवानी** के नाम हैं।

वानस्पतिक नाम: *Trachyspermum ammi* (L.) Sprague **Syn.**- *Ammi copticum* L. **कुल** : Apiaceae **अंग्रेजी नाम** : Ajwain

वचाद्वयनामानि

वचोग्रगन्धा जटिला षड्ग्रन्था हैमवत्यपि।
शुक्ला या सा स्वादुकन्दा सुवासा हिमसम्भवा।।१४८।।

वचा, उग्रगन्धा, जटिला, षड्ग्रन्था तथा हैमवती- ये **वचा** के नाम हैं। स्वादुकन्दा, सुवासा तथा हिमसम्भवा- ये **शुक्लवचा** के नाम हैं।

वचा-वानस्पतिक नाम : *Acorus calamus* L. **कुल** : Araceae **अंग्रेजी नाम** : Sweet flag

शुक्लवचा-वानस्पतिक नाम- *Paris polyphylla* Sm. **Syn.-** *Daiswa polyphylla* (Sm.) Raf. **कुल-**Melanthiaceae **अंग्रेजी नाम-** Himalayan Paris

।। इति वत्सकादिगणोऽष्टादशः।।

★ ★ ★

अथ वचादि-हरिद्रादि-गणः

वचाजलददेवाह्वनागरातिविषाभयाः।
हरिद्राद्वययष्ट्याह्वकलशीकुटजोद्भवाः।।१४९।।

वचा, जलद (मुस्ता), देवाह्व (देवदारु), नागर (सौंठ), अतिविषा तथा अभया (हरीतकी)- ये **वचादिगण** के द्रव्य हैं। हरिद्राद्वय (हरिद्रा व दारुहरिद्रा), यष्ट्याह्व (मुलेठी), कलशी (पृश्निपर्णी) व कुटजोद्भव (इन्द्रयव)- ये **हरिद्रादिगण** के द्रव्य हैं।

वचाहरिद्रादिगणावामातीसारनाशनौ।
मेदःकफाढ्यपवनस्तन्यदोषनिबर्हणौ[1] ।।१५०।।

ये दोनों (वचादि व हरिद्रा) गण आमातिसार, मेदोरोग, कफविकार, आढ्यवात (ऊरुस्तम्भ) एवं स्तन्य दोषों को नष्ट करते हैं।

वचादौ प्राग्वचा प्रोक्ता.............।

वचादिगण के प्रथम द्रव्य वचा का वर्णन पहले (१४८) वत्सकादिगण में किया जा चुका है।

मुस्तानामानि

..................मुस्ता तु जलदाह्वया।
गाङ्गेयी कुरुविन्दा च देवाह्वा भद्रमुस्तकम्।।१५१।।

मुस्ता, जलदाह्वया, गाङ्गेयी, कुरुविन्दा, देवाह्वा तथा भद्रमुस्तक- ये **मुस्ता** के नाम हैं।

वानस्पतिक नाम- *Cyperus rotundus* L. **Syn.-** *Pycreus rotundus* (L.) hayek **कुल-**Cyperaceae **अंग्रेजी नाम-** Nutgrass

।। इति वचादिगण एकोनविंशः।।

★ ★ ★

---

१. अ.हृ.सू.-१५.३५-३६

हरिद्रानामानि

हरिद्रादिगणं वक्ष्ये गौरी श्यामा च निर्विषा।
निशा क्षपा च रात्रिश्च वरा लोमशमूलिका।।१५२।।
स्वर्णवर्णा हरिद्रा तु निशाह्वा रजनी तथा।

अब यहां हरिद्रादिगण को कहा जा रहा है- गौरी, श्यामा, निर्विषा, निशा, क्षपा, रात्रि, वरा, लोमशमूलिका, स्वर्णवर्णा, हरिद्रा, निशाह्वा तथा रजनी- ये **हरिद्रा** के नाम हैं।

वानस्पतिक नाम- *Curcuma longa* L. **Syn.-** *Curcuma domestica* Valeton **कुल-** Zingiberaceae **अंग्रेजी नाम-** Turmeric

दारुहरिद्रानामानि

दार्वी कटङ्कटेरी च पर्जन्या च पचम्पचा।।१५३।।

दार्वी, कटङ्कटेरी, पर्जन्या तथा पचम्पचा- ये **दारुहरिद्रा** के नाम हैं।

वानस्पतिक नाम- *Berberis aristata* DC. **Syn.-** *Berberis macrophylla* K. Koch **कुल-** Berberidaceae **अंग्रेजी नाम-** Indian barberry

।। इति हरिद्रादिगणो विंशः।।

★ ★ ★

अथ प्रियंग्वादि-अम्बष्ठादि-गणः

प्रियङ्गुपुष्पाञ्जनयुग्मपद्माः पद्माद्रजो योजनवल्ल्यनन्ता।
मानद्रुमो मोचरसः समङ्गा पुन्नागशीतं मदनीयहेतुः।।१५४।।

(उपजातिछन्दः)

प्रियङ्गु (श्यामा), पुष्पाञ्जन (रीतिपुष्प), अञ्जनयुग्म (स्रोतोञ्जन एवं सौवीराञ्जन), पद्मा (पद्मचारिणी), पद्मरज (कमलकेशर), योजनवल्ली (मंजिष्ठा), अनन्ता (यवासक), मानद्रुम (शाल्मली), मोचरस (शाल्मली निर्यास), समङ्गा (नमस्कारी), पुन्नाग (नागकेशर), शीत (चन्दन) तथा मदनीयहेतु (धातुकी)- ये **प्रियंग्वादिगण** के द्रव्य हैं।

अम्बष्ठा मधुकं नमस्करी नन्दीवृक्षपलाशकच्छुराः।
रोध्रं धातकिबिल्वपेशिके कट्वङ्गः कमलोद्भवं रजः।।१५५।।

(शद्धविराडितछन्दः)

अम्बष्ठा (मयूरशिखा), मधुक (मधुयष्टी), नमस्करी (लज्जावन्ती), नन्दीवृक्ष (प्ररोही), पलाश, कच्छुरा, रोध्र, धातकी, बिल्वपेशिका (बिल्वमज्जा), कट्वङ्ग (श्योनाक) तथा कमलोद्भवरज (पद्मरज)- ये **अम्बष्ठादिगण** के द्रव्य हैं।

गणौ प्रियंग्वम्बष्ठादी पक्वातीसारनाशनौ।
सन्धानीयौ हितौ पित्ते व्रणानामपि रोपणौ[1]।।१५६।।

ये दोनों (प्रियंग्वादि व अम्बष्ठादि) गण के द्रव्य पक्वातिसार को नष्ट करते हैं। ये सन्धानीय (भग्नसंधानकारक), पित्त में हितकर तथा व्रणरोपण (घावों को भरने वाले) होते हैं।

प्रियङ्ग्वादिगणे पूर्वं प्रियङ्गुः समुदाहृता।

प्रियंग्वादिगण के प्रथम द्रव्य प्रियङ्गु का वर्णन पहले (५८) अञ्जनादिगण में किया जा चुका है।

वानस्पतिक नाम- *Callicarpa macrophylla* Vahl **Syn.-** *Callicarpa incana* Roxb. **कुल-**Verbenaceae **अंग्रेजी नाम-** Perfumed cherry

---

१. अ.हृ.सू.-१५.३७-३९

पद्मचारिणीनामानि

पद्मा शीतारविन्दा च चारटी पद्मचारिणी।।१५७।।

पद्मा, शीता, अरविन्दा, चारटी तथा पद्मचारिणी- ये **पद्मचारिणी** के नाम हैं।

किञ्जल्कनामानि

रजः परागं किञ्जल्कं केसरं पद्मसम्भवम्।

रज , पराग, किञ्जल्क, केसर तथा पद्मसम्भव- ये **किञ्जल्क** के नाम हैं।

मञ्जिष्ठानामानि

मञ्जिष्ठा विजया रक्ता समङ्गा विकसाऽरुणा।।१५८।।
मञ्जुका रक्तयष्टी च ताम्रा योजनवल्ल्यपि।

मञ्जिष्ठा, विजया, रक्ता, समङ्गा, विकसा, अरुणा, मञ्जुका, रक्तयष्टी, ताम्रा तथा योजनवल्ली- ये **मञ्जिष्ठा** के नाम हैं।

वानस्पतिक नाम : *Rubia cordifolia* L. **Syn.**- *Rubia munjista* Roxb.; *Galium cordifolium* (L.) Kuntze **कुल** : Rubiaceae **अंग्रेजी नाम** : Madder root

यवासनामानि

अनन्ता दीर्घमूला च समुद्रान्तो यवासकः।।१५९।।

अनन्ता, दीर्घमूला, समुद्रान्त तथा यवासक- ये **यवास** के नाम हैं।

वानस्पतिक नाम- *Alhagi pseudalhagi* (Bieb.) Desv. **Syn.-** *Alhagi camelorum* Fisch. **कुल-** Fabaceae **अंग्रेजी नाम-** Arabian manna plant

शाल्मलीनामानि

सारद्रुः शाल्मली मोचा पुराणी रक्तपुष्पिका।

सारद्रु, शाल्मली, मोचा, पुराणी तथा रक्तपुष्पिका- ये **शाल्मली** के नाम हैं।

वानस्पतिक नाम-*Bombax ceiba* L. **Syn.-** *Bombax malabaricum* DC. **कुल-**Bombacaceae **अंग्रेजी नाम-** Silk cotton tree

शाल्मलीनिर्यासनामानि

निर्यासो यस्तु शाल्मल्याः स मोचरससञ्ज्ञकः।।१६०।।

शाल्मली के निर्यास को मोचरस कहते हैं।

वानस्पतिक नाम-*Bombax ceiba* L. **Syn.-** *Bombax malabaricum* DC. **कुल**-Bombacaceae **अंग्रेजी नाम**- Silk cotton tree oleoresin

समङ्गानामानि

समङ्गा शतपत्रा च तथैवाञ्जलिकारिका।
नमस्कारी रक्तमूला रुहा स्पृक्कास्त्ररोधिका[1]।।१६१।।

समङ्गा, शतपत्रा, अञ्जलिकारिका, नमस्कारी, रक्तमूला, रुहा, स्पृक्का तथा अस्त्ररोधिका- ये **समङ्गा** के नाम हैं।

वानस्पतिक नाम- *Mimosa pudica* L. **Syn.-** *Mimosa hispidula* Kunth **कुल**-Mimosaceae **अंग्रेजी नाम**- Sensitive plant

पुन्नागनामानि

पुन्नागः पुरुषाह्वश्च तुङ्गाख्यो रक्तकेसरः।
नमेरुर्देवपुन्नागः स्कन्धपुष्पः सुराह्वयः।।१६२।।

पुन्नाग, पुरुषाह्व, तुङ्गाख्य, रक्तकेसर, नमेरु, देवपुन्नाग, स्कन्धपुष्प तथा सुराह्वय- ये **पुन्नाग** के नाम हैं।

वानस्पतिक नाम- *Calophyllum inophyllum* L. **Syn.-** *Calophyllum brintagor* Roxb. **कुल**-Clusiaceae **अंग्रेजी नाम**- Alexandrian laurel

धातकीनामानि

मदहेतुः सिन्धु[2]पुष्पी धातकी मदयन्तिका।
कुञ्जरा हरिसारा च मदवीर्या मदप्रिया।।१६३।।

मदहेतु, सिन्धुपुष्पी, धातकी, मदयन्तिका, कुञ्जरा, हरिसारा, मदवीर्या तथा मदप्रिया- ये **धातकी** के नाम हैं।

१. तथा पुष्पावरोधिका-मु., रुहा स्पृक्कास्त्ररोधिका-च.नि.

२. सिन्धु इति मदपर्यायः।

वानस्पतिक नाम- *Woodfordia fruticosa* (L.) Kurz **Syn.-** *Woodfordia floribunda* Salisb. **कुल-** Lythraceae **अंग्रेजी नाम-** Fire flame bush

।। इति प्रियंग्वादिगणः एकविंशः।।

★ ★ ★

अथ अम्बष्ठादिगणः

मयूरशिखानामानि

अम्बष्ठादौ स्मृताम्बष्ठा सहस्त्री बहुमूलकः।
मधुपर्णी केकिशिखा मयूराह्वशिखा तथा।।१६४।।

अम्बष्ठादिगण में सर्वप्रथम अम्बष्ठा का वर्णन है। अम्बष्ठा, सहस्त्री, बहुमूलक, मधुपर्णी, केकिशिखा तथा मयूराह्वशिखा- ये **मयूरशिखा** के नाम हैं।

वानस्पतिक नाम : *Actiniopteris radiata* (Sw.) Link **Syn.-** *Acrostichum radiatum* (Sw.) Poir. **कुल** : Pteridaceae **अंग्रेजी नाम** : Green fern

नन्दीवृक्षनामानि

नन्दीवृक्षः प्ररोही च जयवृक्षेन्द्रवृक्षकौ।

नन्दीवृक्ष, प्ररोही, जयवृक्ष तथा इन्द्रवृक्षक- ये **नन्दीवृक्ष** के नाम हैं।

वानस्पतिक नाम : *Ficus retusa* L. **Syn.-** *Ficus microcarpa* L.f. **कुल** : Moraceae **अंग्रेजी नाम** : Small leaved banyan

कच्छुरानामानि

कच्छुरा फणिहारी[१] च तीक्ष्णपत्रा मरुद्भवा।।१६५।।

कच्छुरा, फणिहारी, तीक्ष्णपत्रा तथा मरुद्भवा- ये **कच्छुरा** के नाम हैं।

।। इत्यम्बष्ठादिगणो द्वाविंशः।।

★ ★ ★

---

१. पणिहारी-मु.

अथ मुस्तादिगणः

मुस्तावचाग्निद्विनिशाद्वितिक्ताभल्लातपाठात्रिफलाविषाख्याः।
कुष्ठं त्रुटी हैमवती च योनि-स्तन्यामयघ्ना मलपाचनाश्च[1] ।।१६६।।

(इन्द्रवज्राछन्दः)

मुस्ता, वचा, अग्नि (चित्रक), निशाद्वय (हरिद्रा व दारुहरिद्रा), तिक्ताद्वय (कटुका, काकतिक्ता), भल्लातक, पाठा, त्रिफला, विषाख्या (शुक्लकन्दा), कुष्ठ, त्रुटी (इलायची) तथा हैमवती (श्वेतवचा)- ये मुस्तादिगण के द्रव्य योनिरोग एवं स्तन्यरोग को नष्ट करते हैं तथा मल का पाचन करते हैं।

मुस्तादिके गणे मुस्ता पूर्वमेव प्रकीर्तिता।

मुस्तादिगण में सर्वप्रथम मुस्ता का वर्णन है जिसको पहले (वचादिगण में) ही कह दिया गया है।

कटुकानामानि

तिक्ता च कटुका ज्ञेया रोहिणी कटुरोहिणी।।१६७।।

तिक्ता, कटुका, रोहिणी तथा कटुरोहिणी- ये **कटुका** के नाम हैं।

वानस्पतिक नाम- *Picrorhiza kurroa* Royle ex Benth **Syn.-** *Picrorhiza lindleyana* Steud. **कुल-** Scrophulariaceae **अंग्रेजी नाम-** Picrorhiza root

भल्लातकनामानि

स्फोटशोफक्षतकरं भल्लातकमरुष्करम्।

स्फोटकर, शोफकर, क्षतकर, भल्लातक तथा अरुष्कर- ये **भल्लातक** के नाम हैं।

वानस्पतिक नाम- *Semecarpus anacardium* L.f. **Syn.-** *Anacardium latifolium* Lam. **कुल-**Anacardiaceae **अंग्रेजी नाम-** The Marking-nut tree

---

१. अ.हृ.सू.-१५.४०

कुष्ठनामानि

पाकलं पारिभाव्यं[१] च वाप्यं कुष्ठं गदाह्वयम्।।१६८।।

पाकल, पारिभाव्य, वाप्य, कुष्ठ तथा गदाह्वय- ये **कुष्ठ** के नाम हैं।

वानस्पतिक नाम- *Saussurea costus* (Falc.) Lipsch. **Syn.-** *Saussurea lappa* (Decne.) Sch.-Bip. **कुल-**Asteraceae **अंग्रेजी नाम-** Costus root

।। इति मुस्तादिगणस्त्रयोविंशः।।

★ ★ ★

१. वारि भाव्यं-मु., पारिभाव्यं-च.नि.

अथ न्यग्रोधादिगणः

न्यग्रोधपिप्पलसदाफलरोध्रयुग्मं
जम्बूद्वयार्जुनकपीतनसोमवल्काः।
प्लक्षाम्रवञ्जुलपियालपलाशनन्दी-
कोलीकदम्बविरलामधुकं मधूकम्।।१६९।। (वसन्ततिलकाछन्दः)
न्यग्रोधादिर्गणो व्रण्यः संग्राही भग्नसाधनः।
मेदःपित्तास्त्रतृड्दाहयोनिरोगनिबर्हणः[१]।।१७०।।

न्यग्रोध (वट), पिप्पल (अश्वत्थ), सदाफल (उदुम्बर), रोध्रयुग्म (लोध्र व शाबरलोध्र), जम्बूद्वय (राजजम्बू और काकजम्बू), अर्जुन, कपीतन (कपिचूड़), सोमवल्क (कट्फल), प्लक्ष, आम्र, वञ्जुल (वेतस), पियाल (चार), पलाश, नन्दीवृक्ष, कोली (बदरी), कदम्ब, विरला (तिन्दुकी), मधुक (मधुयष्टी) तथा मधूक (महुआ)- ये **न्यग्रोधादिगण** के द्रव्य हैं। यह गण व्रण का शोधन व रोपण करने वाला, ग्राही एवं भग्नसाधन (टूटी हुई अस्थि को जोड़ने वाला) है तथा मेदोरोग, पित्तजरोग, रक्तविकार, तृषा, दाह व योनिरोगों का नाशक है।

न्यग्रोधनामानि

न्यग्रोधादौ यक्षवासो न्यग्रोधो बहुपाद्वटः।

न्यग्रोधादिगण में सर्वप्रथम न्यग्रोध का वर्णन है। यक्षवास, न्यग्रोध, बहुपाद् तथा वट- ये **न्यग्रोध** (बरगद) के नाम हैं।

वानस्पतिक नाम- *Ficus benghalensis* L. **Syn**.- *Ficus banyana* Oken **कुल-**Moraceae **अंग्रेजी नाम-** Banyan tree

अश्वत्थनामानि

अश्वत्थः पिप्पलो बोधिश्चैत्यद्रुश्चलपत्रकः।।१७१।।

अश्वत्थ, पिप्पल, बोधि, चैत्यद्रु तथा चलपत्रक- ये **अश्वत्थ** (पीपल) के नाम हैं।

वानस्पतिक नाम- *Ficus religiosa* L. **Syn**.- *Ficus caudata* Stokes *Ficus peepul* Griff. **कुल-** Moraceae **अंग्रेजी नाम-** Sacred fig

---

१. अ.हृ.सू.-१५.४१-४२

उदुम्बरनामानि

उदुम्बरः कृमिफलः सुप्रतिष्ठः सदाफलः।

उदुम्बर, कृमिफल, सुप्रतिष्ठ तथा सदाफल- ये **उदुम्बर** के नाम हैं।

वानस्पतिक नाम- *Ficus racemosa* L. **Syn.-** *Ficus glomerata* Roxb. **कुल-**Moraceae **अंग्रेजी नाम-** Cluster fig

जम्बूद्वयनामानि

बृहत्फला राजजम्बूः काकजम्ब्वल्पसस्यका।।१७२।।

बृहत्फला तथा राजजम्बू- ये **राजजम्बू** के नाम हैं। काकजम्बू तथा अल्पसस्यका- ये **काकजम्बू** के नाम हैं।

राजजम्बू-वानस्पतिक नाम- *Syzygium cumini* (L.) Skeels. **Syn.-** *Eugenia jambolana* Lam. **नाम-** Myrtaceae **अंग्रेजी नाम-** Jambul Tree

काकजम्बू-वानस्पतिक नाम- *Syzygium salicifolium* (Wight) J.Graham **Syn.-***Eugenia heyneana* Duthie **कुल-**Myrtaceae

कपीतननामानि

फलश्रेणी वरः प्रोक्तः कपिचूतः कपीतनः।

फलश्रेणी, वर, कपिचूत तथा कपीतन- ये **कपीतन** के नाम हैं।

वानस्पतिक नाम : *Ficus arnottiana* (Miq.) Miq. **Syn**.- *Ficus courtallensis* (Miq.) Baill. **कुल** : Moraceae **अंग्रेजी नाम** : Indian Rock Fig

प्लक्षनामानि

प्लक्षः कुपिप्पलः प्लावो गर्दभाण्डः कपीतनः।।१७३।।

प्लक्ष, कुपिप्पल, प्लाव, गर्दभाण्ड तथा कपीतन- ये **प्लक्ष** के नाम हैं।

वानस्पतिक नाम- *Ficus lacor* Buch.-Ham. **Syn**.- *Ficus avium* Gagnep. **कुल-**Moraceae **अंग्रेजी नाम-** Plaksh

आम्रनामानि

आम्रश्चूतः श्यावतैलः[1] कान्तः पिण्डफलस्तथा।
वसन्तदूती माकन्दा भृङ्गेष्टा कोकिलप्रिया।।१७४।।
रसालद्रुः सहकारः सौरभः कोकिलप्रियः।

आम्र, चूत, श्यावतैल, कान्त, पिण्डफल, वसन्तदूती, माकन्दा, भृङ्गेष्टा, कोकिलप्रिया, रसालद्रु, सहकार, सौरभ तथा कोकिलप्रिय- ये **आम्र** के नाम हैं।

वानस्पतिक नाम- *Mangifera indica* L. **कुल-**Anacardiaceae **अंग्रेजी नाम-** Mango tree

वेतसनामानि

नादेयो वञ्जुलः प्रोक्तो विदुलो वेतसोऽपरः।।१७५।।

नादेय व वञ्जुल- ये **वेतस** के नाम हैं। वेतस के अन्य भेद को विदुल कहते हैं।

वानस्पतिक नाम- *Salix caprea* L. **कुल-** Salicaceae **अंग्रेजी नाम-** Willow

प्रियालनामानि

प्रियालस्तु खरस्कन्धश्चारो द्राक्षारसप्रियः।

प्रियाल, खरस्कन्ध, चार तथा द्राक्षारसप्रिय- ये **प्रियाल** के नाम हैं।

वानस्पतिकनाम- *Buchanania cochinchinensis* (Lour.) M.R.Almeida **Syn.-** *Buchanania lanzan* Spreng. **कुल-**Anacardiaceae **अंग्रेजी नाम-** Chironji Tree

बदरीनामानि

कर्कन्धूः कोष्ठकृत् कोली बदरी युग्मकण्टकः।।१७६।।

कर्कन्धू, कोष्ठकृत्, कोली, बदरी तथा युग्मकण्टक- ये **बदरी** के नाम हैं।

वानस्पतिक नाम- *Ziziphus oenoplia* Mill. **कुल-**Rhamnaceae **अंग्रेजी नाम-** Jujube

तिन्दुकद्वयनामानि

विस्फूर्जनी विकरणी तिन्दुकी विरला स्मृता।

१. ०श्चावतलः-मु., श्यावतैलः-अ.र.

कालस्कन्धो[१] नीलसारो द्वितीयः काकतिन्दुकः।।१७७।।

विस्फूर्जनी, विकरणी, तिन्दुकी तथा विरला- ये **तिन्दुक** के नाम हैं। कालस्कन्ध, नीलसार तथा काकतिन्दुक- ये **काकतिन्दुक** के नाम हैं।

वानस्पतिक नाम- *Diospyros malabarica* (Desr.) Kostel. **Syn.-** *Diospyros peregrina* (Gaertn) Gurke **कुल-**Ebenaceae **अंग्रेजी नाम-** Gaub

वानस्पतिक नाम- *Diospyros montana* Roxb.**Syn.-** *Diospyros auriculata* Wight ex Hiern **कुल-**Ebenaceae **अंग्रेजी नाम-** Bombay ebony

गृध्रनखीनामानि

वक्रशल्या कृष्णफला विरला गृध्रनख्यपि।
गन्धयुक्ता सारवस्त्रा दुर्धर्षा कुण्डली स्मृता।।१७८।।

वक्रशल्या, कृष्णफला, विरला, गृध्रनखी, गन्धयुक्ता, सारवस्त्रा, दुर्धर्षा तथा कुण्डली- ये **गृध्रनखी** के नाम हैं।

विशेष- अष्टाङ्गहृदय की टीका में **विरला** शब्द से 'तिन्दुकी' का ग्रहण किया है, लेकिन यहाँ पर विरला पद से 'गृध्रनखी' का भी ग्रहण किया गया है।

वानस्पतिक नाम- *Capparis sepiaria* L. **कुल-**Capparaceae **अंग्रेजी नाम-** Wild caper bush

।। इति न्यग्रोधादिगणश्चतुर्विंशः।।

★ ★ ★

---

१. कालस्कन्शो-मु., कालस्कन्धो-नि.शे.

अथ एलादिगणः

एलायुग्मतुरुष्ककुष्ठफलिनीमांसीजलध्यामकं
स्पृक्काचोरकचोचपत्रतगरस्थौणेयजातीरसाः।
शुक्तिव्याघ्रनखोऽमराह्वमगुरुः श्रीवासकः कुङ्कुमं
चण्डागुग्गुलदेवधूपखपुराः पुन्नागनागाह्वयम्।।१७९।।

(शार्दूलविक्रीडितछन्दः)

एलादिको वातकफौ विषं च विनियच्छति।
वर्णप्रसादनः कण्डूपिटिकाकोठनाशनः[१] **।।१८०।।**

एलायुग्म (सूक्ष्मैला, स्थूलैला), तुरुष्क (कृत्रिम निर्यासविशेष), कुष्ठ, फलिनी (गन्धप्रियङ्गु), मांसी, जल (ह्रीबेर), ध्यामक (देवदग्ध), स्पृक्का (देवी), चोरक (ग्रन्थिपर्ण), चोच (त्वक्), पत्र (तमालपत्र), तगर (वक्र), स्थौणेय, जातीरस (बोल), शुक्ति (नख), व्याघ्रनख (नखभेद), अमराह्व (देवदारु), अगुरु, श्रीवासक (सरलनिर्यास), कुङ्कुम (केशर), चण्डा, गुग्गुल, देवधूप (सर्जरस), खपुर (कुन्दुरु), पुन्नाग (रक्तकेशर) तथा नागाह्व (नागकेशर)- ये एलादिगण के द्रव्य हैं। यह गण वात, कफ एवं विष से उत्पन्न विकारों को नष्ट करता है, वर्ण को स्वच्छ करता है तथा खुजली, पिड़का एवं कोठ को भी नष्ट करता है।

एलायुग्मनामानि

एलादिके पूर्वमुक्ता सूक्ष्मैलाऽन्या तु कथ्यते।
भद्रैला बृहदेला तु स्थूलैला त्रिपुटोद्भवा।।१८१।।

सूक्ष्मैला के पर्याय पहले कह दिए गए हैं। अब यहां एलादिगण में सर्वप्रथम बृहदेला के पर्याय कहते हैं। भद्रैला, बृहदेला, स्थूलैला तथा त्रिपुटोद्भवा- ये **बृहदेला** (बड़ी इलायची) के नाम हैं।

वानस्पतिक नाम- *Amomum subulatum* Roxb. **Syn.-** *Cardamomum subulatum* (Roxb.) Kuntz. **कुल-**Zingiberaceae **अंग्रेजी नाम-** Nepal or Greater cardamom

---

१. अ.हृ.सू.-१५.४३-४४

रेणुकानामानि

महैला[१] च सुषेणी च रेणुका कान्तनामिका।

महैला, सुषेणी, रेणुका तथा कान्तनामिका- ये **रेणुका** के नाम हैं।

विशेष- अष्टाङ्गहृदय की टीका में **एलायुग्म** शब्द से 'सूक्ष्मैला व बृहदेला' का ग्रहण किया है, लेकिन यहाँ पर 'रेणुका' का भी ग्रहण किया गया है।

वानस्पतिक नाम- *Vitex agnus-castus* L. **Syn.-** *Vitex verticillata* Lam. **कुल-**Verbenaceae **अंग्रेजी नाम-** Chaste berry

कपितैलनामानि

पिण्डी तुरुष्कजं तैलं पिण्याकं कृत्रिमं कपिः।।१८२।।

पिण्डी, तुरुष्कतैल, पिण्याक, कृत्रिम तथा कपि- ये **कपितैल** के नाम हैं।

वानस्पतिक नाम- *Liquidambar orientalis* Miller. **कुल-**Hamamelidaceae **अंग्रेजी नाम-** Liquid amber

ह्रीबेरनामानि

ह्रीबेरं वारि केशाह्वमुदीच्यं बालकं जलम्।

ह्रीबेर, वारि, केशाह्व, उदीच्य, बालक तथा जल- ये **ह्रीबेर** के नाम हैं।

वानस्पतिक नाम- *Pavonia odorata* Willd. **Syn.-** *Diplopenta odorata* Alef. **कुल-**Malvaceae **अंग्रेजी नाम-** Fragrant swamp mallow

ध्यामक-स्पृक्का-नामानि

ध्यामकं शबलं गन्धं स्पृक्का देवी लता सती।।१८३।।

ध्यामक, शबल तथा गन्ध- ये **ध्यामक** के नाम हैं। स्पृक्का, देवी, लता तथा सती- ये **स्पृक्का** के नाम हैं।

वानस्पतिक नाम- *Anisomeles malabarica* (L.) R. Br. ex Sims. **Syn.-** *Anisomeles cuneata* J.Jacq. **कुल-**Lamiaceae **अंग्रेजी नाम-** Malabar Catmint

---

१. सुहेला-मु., महैला-

चोरकनामानि

चोरको ग्रन्थिपर्णी स्यात् शटी सोमसमुद्भवा।

चोरक, ग्रन्थिपर्णी, शटी तथा सोमसमुद्भवा- ये **चोरक** के नाम हैं।

वानस्पतिक नाम- *Angelica glauca* Edgew. **Syn.-** *Angelica nuristanica* Kitam **कुल-**Apiaceae **अंग्रेजी नाम-** Angelica

त्वक्नामानि

वराङ्गं चर्मनामा च चोचं त्वक् च वराङ्गकम्।।१८४।।

वराङ्ग, चर्मनामा, चोच, त्वक् तथा वराङ्गक- ये **त्वक्** के नाम हैं।

वानस्पतिक नाम- *Cinnamomum verum* J.Presl **Syn.-** *Cinnamomum zeylanicum* Breyn. **कुल-**Lauraceae **अंग्रेजी नाम-** Cinnamon bark

तमालनामानि

रोमशं छदनं पत्रं तमालं रोमशीफलम्।

रोमश, छदन, पत्र, तमाल तथा रोमशीफल- ये **तमाल** के नाम हैं।

वानस्पतिक नाम- *Cinnamomum tamala* Nees (Buch.-Ham) & Eberm. **Syn.-** *Cinnamomum albiflorum* Nees. **कुल-**Lauraceae **अंग्रेजी नाम-** Indian bay-leaf

तगरनामानि

बर्हिष्ठं तगरं वक्रं नतं कालानुसारि च।।१८५।।

बर्हिष्ठ, तगर, वक्र, नत तथा कालानुसारि- ये **तगर** के नाम हैं।

वानस्पतिक नाम- *Valeriana jatamansi* Jones **Syn.-** *Valeriana wallichii* DC. **कुल-**Valerianaceae **अंग्रेजी नाम-** Indian Valerian

स्थौणेयनामानि

चारटी शुकबर्हाख्यं स्थौणेयं तैलपीतकम्।

चारटी, शुकबर्हाख्य, स्थौणेय तथा तैलपीतक- ये **स्थौणेय** के नाम हैं।

वानस्पतिक नाम- *Taxus wallichiana* Zucc. **Syn.-** *Taxus baccata* L. **कुल-**Taxaceae **अंग्रेजी नाम-** Yew

जातीरसनामानि

जातीरसो रसो बोलं

जातीरस, रस तथा बोल- ये **जातीरस** के नाम हैं।

वानस्पतिक नाम- *Commiphora myrrha* (Nees) Engl. **Syn.-** *Balsamodendron myrrha* T. Nees **कुल-** Burseraceae **अंग्रेजी नाम-** Myrrh

नखनामानि

शुक्तिः कररुहो नखः।।१८६।।
बदरीपत्रकं चैव ज्ञेयो नागहनुस्तथा।

शुक्ति, कररुह, नख, बदरीपत्रक तथा नागहनु- ये **नख** के नाम हैं।

व्याघ्रनखनामानि

समुद्रजो व्याघ्रनखो विज्ञेयो व्याघ्रनामकः१८७।।

समुद्रज, व्याघ्रनख तथा व्याघ्रनामक- ये **व्याघ्रनख** के नाम हैं।

श्रीवेष्टनामानि

श्रीवेष्टको पायसको[१] दधिनामा च कीर्त्तितः।

श्रीवेष्टक, पायसक तथा दधिनामा- ये **श्रीवेष्ट** के नाम हैं।

कुङ्कुमनामानि

काश्मीरं कुङ्कुमं रक्तं बाह्लीकं घुसृणं वरम्।।१८८।।

काश्मीर, कुङ्कुम, रक्त, बाह्लीक, घुसृण तथा वर- ये **कुङ्कुम** के नाम हैं।

वानस्पतिक नाम- *Crocus sativus* L. **Syn.-** *Crocus officinalis* (L.) Honck. **कुल-**Iridaceae **अंग्रेजी नाम-** Saffron

चण्डानामानि

क्रोधना पिशुना चण्डा चौरी शंखिनिका मता।

क्रोधना, पिशुना, चण्डा, चौरी तथा शंखिनिका- ये **चण्डा** के नाम हैं।

---

१. वायसको-मु., पायसको-च.नि.

वानस्पतिक नाम-*Angelica archangelica* L. var. *himalica* (C.B. Clark) Krishna & Badhwar **कुल-**Apiaceae **अंग्रेजी नाम-** False Angelica

गुग्गुलनामानि

महिषाक्षो निशाचारी कौशिको गुग्गुलुः पुरः।।१८९।।

महिषाक्ष, निशाचारी, कौशिक, गुग्गुलु तथा पुर- ये **गुग्गुल** के नाम हैं।

वानस्पतिक नाम-*Commiphora mukul* Engl. **Syn.-** *Commiphora wightii* (Arnott) Bhandari, *Balsamodendron mukul* Hook. ex Stocks **कुल-**Burseraceae **अंग्रेजी नाम-** Gum guggul

रालनामानि

रालस्तु देवधूपः स्यात् शालः सर्जरसाह्वयः।

राल, देवधूप, शाल तथा सर्जरसाह्वय- ये **राल** के नाम हैं।

कुन्दुरुनामानि

कुन्दुरुर्मेदकः कुन्द्रो विज्ञेयः खपुरस्तथा।।१९०।।

कुन्दुरु, मेदक, कुन्द्र तथा खपुर- ये **कुन्दुरु** के नाम हैं।

।। इति एलादिगणः पञ्चविंशः।।

★ ★ ★

अथ श्यामादिर्गणः

श्यामादन्तीद्रवन्तीक्रमुककुटरणाशंखिनी चर्मसाह्वा[१]-
स्वर्णक्षीरीगवाक्षी[२]शिखरिरजनकच्छिन्नरोहाकरञ्जाः।
बस्तान्त्री व्याधिघातो बहलबहुरसस्तीक्ष्णवृक्षात् फलानि
श्यामाद्यो हन्ति गुल्मं विषमरुचिकफौ हृद्रुजं मूत्रकृच्छ्रम्[३]।।१९१।।

(स्रग्धराछन्दः)

श्यामा (कृष्ण त्रिवृत्), दन्ती, द्रवन्ती, क्रमुक (पूग), कुटरणा (श्वेत त्रिवृत्), शंखिनी (यवतिक्ता), चर्मसाह्वा (सातला, ब्राह्मी), स्वर्णक्षीरी, गवाक्षी (गवादनी, इन्द्रवारुणी), शिखरी (तिल्वक), रजनक (कम्पिल्ल), छिन्नरोहा (गुडूची), करञ्ज, बस्तान्त्री (वृषगन्धा), व्याधिघात (अमलतास), बहल (शिग्रु), बहुरस (इक्षु) तथा तीक्ष्णवृक्षफल (पीलुफल)- ये **श्यामादिगण** के द्रव्य हैं। यह गण गुल्मरोग, विषविकार, अरुचि, कफविकार, हृदयरोग तथा मूत्रकृच्छ्र को नष्ट करता है।

श्यामानामानि

मसूरविदला श्यामा श्यामादौ कालमेषिका।
सुषेणिका शशाङ्का च कालिन्दी कालिका स्मृता।।१९२।।

श्यामादिगण में सर्वप्रथम श्यामा का वर्णन है। मसूरविदला, श्यामा, कालमेषिका, सुषेणिका, शशा, कालिन्दी तथा कालिका- ये **श्यामा** के नाम हैं।

वानस्पतिक नाम- *Operculina turpethum* (L.) Silva Manso **Syn.-** *Ipomoea turpethum* (L.) R. Br. **कुल-** Convolvulaceae **अंग्रेजी नाम-** Turpeth-root

दन्तीनामानि

चित्रा मुकूलको दन्ती निकुम्भः शम्बरस्तथा।
उदुम्बरच्छदा हस्तिदन्ती स्यादुपचित्रका।।१९३।।

चित्रा, मुकूलक, दन्ती, निकुम्भ, शम्बर, उदुम्बरच्छदा, हस्तिदन्ती तथा उपचित्रका- ये **दन्ती** के नाम हैं।

---

१. चर्मसाह्व=सातला, ब्राह्मीत्यन्ये (अ.हृ.सू.सर्वाङ्ग-१५.४५)

२. गवाक्षी=गवादनी स्थाणुकर्णीसञ्ज्ञा, इन्द्रवारुणीत्यन्ये (अ.हृ.सू.सर्वाङ्ग-१५.४५)

३. अ.हृ.सू.-१५.४५

वानस्पतिक नाम- *Baliospermum solanifolium* (Burm.) Suresh **Syn.-** *Baliospermum montanum* (Willd.) Muell. Arg. **कुल-** Euphorbiaceae **अंग्रेजी नाम-** Wild croton

द्रवन्तीनामानि

न्यग्रोधाह्वा सुतश्रेणी द्रवन्त्युन्दुरुकर्णिका।

न्यग्रोधाह्वा, सुतश्रेणी, द्रवन्ती तथा उन्दुरुकर्णिका- ये **द्रवन्ती** के नाम हैं।

कुटरणानामानि

कुम्भा त्रिभण्डी निःसूत्रा[१] श्यामा कुटरणा त्रिवृत्।।१९४।।

कुम्भा, त्रिभण्डी, निःसूत्रा, श्यामा, कुटरणा तथा त्रिवृत्- ये **कुटरणा** के नाम हैं।

वानस्पतिक नाम : *Merremia peltata* (L.) Merr. **Syn.-** *Ipomoea petaloidea* Choisy **कुल** : Convolvulaceae

शंखिनीनामानि

शंखिनी तिक्तला वक्री यवतिक्ता किशोरिका।
शंखावर्त्ता शंखपुष्पी विशिखा नाहिका स्मृता।।१९५।।

शंखिनी, तिक्तला, वक्री, यवतिक्ता, किशोरिका, शंखावर्त्ता, शंखपुष्पी, विशिखा तथा नाहिका- ये **शंखिनी** के नाम हैं।

वानस्पतिक नाम- *Ctenolepis cerasiformis* (Stocks) Naud. **Syn.-** *Ctenolepis cerasiformis* (Stocks) Hook. f. **कुल-** Cucurbitaceae **अंग्रेजी नाम-** Ctenolepis

चर्मसाह्वानामानि

सातला सप्तला चर्मकषाह्वावर्त्तकी स्मृता।

सातला, सप्तला, चर्मकषाह्वा तथा आवर्त्तकी- ये **चर्मसाह्वा** (सातला) के नाम हैं।

वानस्पतिक नाम- *Euphorbia pilosa* L. **Syn.-** *Euphorbia lutescens* C.A. Meyer. **कुल-** Euphorbiaceae **अंग्रेजी नाम-** Hairy spurge

---

१. कुम्भस्त्री भट्टिनी सूत्रा-मु., कुम्भा त्रिभण्डी निःसूत्रा-सौ.नि.

ब्राह्मीनामानि

अन्येषां तु तथा ब्राह्मी ब्रह्मनामा तु कीर्त्तिता।।१९६।।

कुछ विद्वान् चर्मसाह्वा से ब्राह्मी का ग्रहण करते हैं। ब्राह्मी तथा ब्रह्मनामा- ये **ब्राह्मी** के नाम हैं।

वानस्पतिक नाम : *Bacopa monnieri* (L.) Wettst. **Syn.**- *Herpestis monniera* (L.) Kunth. **कुल** : Scrophulariaceae **अंग्रेजी नाम**: Bacopa

स्वर्णक्षीरीनामानि

स्वर्णक्षीरी हैमवती कङ्कुष्ठस्तीक्ष्णदुग्धिका।

स्वर्णक्षीरी, हैमवती, कङ्कुष्ठ तथा तीक्ष्णदुग्धिका- ये **स्वर्णक्षीरी** के नाम हैं।

वानस्पतिक नाम- *Euphorbia thomsoniana* Boiss. **Syn.**- *Euphorbia prokhanovii* Popov **कुल**-Euphorbiaceae

गवाक्षीनामानि

इन्द्रवारुणिका चैन्द्री गवाक्षी गजचिर्भिटी।।१९७।।
विशाला च विशल्या च सैव प्रोक्ता गवादनी।

इन्द्रवारुणिका, एन्द्री, गवाक्षी, गजचिर्भिटी, विशाला, विशल्या तथा गवादनी- ये **गवाक्षी** (इन्द्रवारुणी) के नाम हैं।

वानस्पतिक नाम- *Citrullus colocynthis* (L.) Schrad. **Syn.**- *Cucumis colocynthis* L. **कुल**- Cucurbitaceae **अंग्रेजी नाम**- Colocynth

गवादनीनामानि

गिरिकर्ण्यश्वक्षुरकः स्थाणुकर्णी गवादनी।।१९८।।
नीलस्पन्दा नीलपुष्पी नीलाख्या गिरिकर्णिका।

कुछ विद्वान् गवाक्षी से गवादनी (स्थाणुकर्णी) का ग्रहण करते हैं। गिरिकर्णी, अश्वक्षुरक, स्थाणुकर्णी, गवादनी, नीलस्पन्दा, नीलपुष्पी, नीलाख्या तथा गिरिकर्णिका- ये **गवादनी** (स्थाणुकर्णी) के नाम हैं।

वानस्पतिक नाम- *Clitoria ternatea* L. **Syn.**- *Clitoria bracteata* Poir. **कुल**-Fabaceae **अंग्रेजी नाम**- Butterfly pea

तिल्वकनामानि

तिल्वकः शिखरी श्वेतत्वक्[१] तिरीटो बृहच्छदः।।१९९।।

तिल्वक, शिखरी, श्वेतत्वक्, तिरीट तथा बृहच्छद- ये **तिल्वक** के नाम हैं।

वानस्पतिक नाम- *Viburnum nervosum* D. Don **Syn.-** *Viburnum grandiflorum* wall.ex. DC. **कुल-**Adoxaceae **अंग्रेजी नाम-** Grand Viburnum

कम्पिल्लकनामानि

कम्पिल्लको रञ्जनको रेचनो रक्तचूर्णकः।

कम्पिल्लक, रञ्जनक, रेचन तथा रक्तचूर्णक- ये **कम्पिल्लक** के नाम हैं।

वानस्पतिक नाम- *Mallotus philippensis* (Lam) Muell-Arg **Syn.-** *Croton philippensis* Lam. **कुल-** Euphorbiaceae **अंग्रेजी नाम-** Kamala tree

मेषान्त्रीनामानि

बस्तान्त्री वृषगन्धाख्या मेषान्त्री वृषपत्रिका।।२००।।

बस्तान्त्री, वृषगन्धाख्या, मेषान्त्री तथा वृषपत्रिका- ये **मेषान्त्री** के नाम हैं।

इक्षुनामानि

घनभूरिरसस्त्विक्षुः गुडमूलोऽसिपत्रकः।

घनरस, भूरिरस, इक्षु, गुडमूल तथा असिपत्रक- ये **इक्षु** के नाम हैं।

वानस्पतिक नाम- *Saccharum officinarum* L. **Syn.-** *Arundo saccharifera* Garsault **कुल-**Poaceae **अंग्रेजी नाम-** Sugar cane

पीलुनामानि

तीक्ष्णवृक्षः सरः[२] पीलुः प्रोक्तोऽन्यः स्थाणुकस्तथा।।२०१।।

तीक्ष्णवृक्ष, सर तथा पीलु- ये **पीलु** के नाम हैं। इसका अन्यभेद स्थाणुक कहलाता है।

वानस्पतिक नाम- *Salvadora persica* L. **Syn.-** *Salvadora indica* Wight **कुल-** Salvadoraceae **अंग्रेजी नाम-** Tooth brush tree

।। इति श्यामादिगणः षड्विंशः।।

★ ★ ★

१. सुश्रुतसंहितायां रक्तत्वक् पाठो दृश्यते- तिल्वको रोध्राकारो बृहत्पत्रो रक्तत्वक्को वैरेचनिकः- सु.सू.नि.-३८.२९

२. शण इत्युपलब्धपाठः सर इति स्यात् स्रंसी- पर्यायवाचित्वात्।

गणेषु यानि द्रव्याणि संग्रहे वाऽल्पसंग्रहे।
तान्युक्तान्यभिधीयन्ते विप्रकीर्णान्यतः परम्।।२०२।।

संग्रह (अष्टाङ्गसंग्रह) अथवा अल्पसंग्रह (अष्टाङ्गहृदय) के गणों में जो द्रव्य हैं, उनके पर्याय कह दिए गए हैं, इसके बाद विप्रकीर्ण (इधर-उधर फैले हुए) द्रव्यों के पर्याय कहे जा रहे हैं।

शमीनामानि

पवित्रपत्रा मङ्गल्या शमी लक्ष्मी च केशनुत्।

पवित्रपत्रा, मङ्गल्या, शमी, लक्ष्मी तथा केशनुत्- ये **शमी** के नाम हैं।

वानस्पतिक नाम- *Prosopis cineraria* L. **Syn.-** *Prosopis spicigera* L. **कुल-**Mimosaceae **अंग्रेजी नाम-** Khejri Tree

अपराजितानामानि

सोहला रुदती तन्वी सूक्ष्ममूलाऽपराजिता।।२०३।।

सोहला, रुदती, तन्वी, सूक्ष्ममूला तथा अपराजिता- ये **अपराजिता** के नाम हैं।

पानीयनामानि

पानीयो बीजवृक्षस्तु जीववृक्षस्तु पाशिकः।

पानीय, बीजवृक्ष, जीववृक्ष तथा पाशिक- ये **पानीय** के नाम हैं।

शङ्खपुष्पिकानामानि

शुक्लपुष्पा भूमिलग्ना ह्रस्वाङ्गा शङ्खपुष्पिका।।२०४।।

शुक्लपुष्पा, भूमिलग्ना, ह्रस्वाङ्गा तथा शङ्खपुष्पिका- ये **शङ्खपुष्पिका** के नाम हैं।

वानस्पतिक नाम- *Convolvulus pluricaulis* Choisy **Syn.-** *Convolvulus microphyllus* Sieb. **कुल-** Convolvulaceae **अंग्रेजी नाम-** Shankhpushpi

सर्पाक्षीनामानि

सूक्ष्मपत्रा सर्पगन्धा सर्पाक्षी रक्तपुष्पिका।

सूक्ष्मपत्रा, सर्पगन्धा, सर्पाक्षी तथा रक्तपुष्पिका- ये **सर्पाक्षी** के नाम हैं।

वानस्पतिक नाम : *Ophiorrhiza mungos* L. **Syn.**- *Ophiorrhiza ostindica* Chiristm. **कुल** : Rubiaceae **अंग्रेजी नाम** : Indian snake root

नाकुलीनामानि

अन्या तु सुवहा गन्ध[१]नाकुली नकुलप्रिया।।२०५।।

सुवहा, गन्धनाकुली तथा नकुलप्रिया- ये **नाकुली** के नाम हैं।

वानस्पतिक नाम : *Aristolochia indica* L. **Syn.**- *Aristolochia indica var. lanceolata* (Wight) Duch. **कुल** : Aristolochiaceae **अंग्रेजी नाम** : Indian birth wort

विष्णुक्रान्तानामानि

विष्णुक्रान्ता नीलपुष्पी सतीनच्छदिका[२] तथा।

विष्णुक्रान्ता, नीलपुष्पी तथा सतीनच्छदिका- ये **विष्णुक्रान्ता** के नाम हैं।

वानस्पतिक नाम- *Evolvulus alsinoides* (L.) L. **Syn.**- *Convolvulus alsinoides* L. **कुल**-Convolvulaceae **अंग्रेजी नाम**- Dwarf morning glory

बलानामानि

वाट्यालक: पीतपुष्पा वाट्या भद्रौदनी बला।।२०६।।
महाबला वर्षपुष्पी शीतपाकी सुबीजक:।
वाट्यायनी त्वतिबला भारद्वाजी सुपर्णिका।।२०७।।

वाट्यालक, पीतपुष्पा, वाट्या, भद्रौदनी तथा बला- ये **बला** के नाम हैं। महाबला, वर्षपुष्पी, शीतपाकी तथा सुबीजक- ये **महाबला** के नाम हैं। वाट्यायनी, अतिबला, भारद्वाजी तथा सुपर्णिका- ये **अतिबला** के नाम हैं।

बला-वानस्पतिक नाम- *Sida cordifolia* L. **Syn.**- *Sida altheifolia* Sw. **कुल**- Malvaceae **अंग्रेजी नाम**- Country mallow

महाबला-वानस्पतिक नाम : *Sida rhombifolia* L. **Syn.**- *Diadesma rhombifolia* (L.) Raf. **कुल** : Malvaceae **अंग्रेजी नाम** : Cuban jute

१. सुमहाकन्दा-मु., सुवहा गन्ध०-अ.र.

२. सतीना छर्दिका-मु., सतीनच्छदिका-

अतिबला-वानस्पतिक नाम : *Abutilon indicum* (L.) Sw. **Syn.-** *Abuliton asiaticum* (L.) Sweet **कुल**: Malvaceae **अंग्रेजी नाम**: Moon flower

कार्पासनामानि

वाम[१]न्याच्छादनफला वाट्या कार्पाससञ्ज्ञका।

वामनी, आच्छादनफला, वाट्या तथा कार्पाससञ्ज्ञका- ये **कार्पास** के नाम हैं।

वानस्पतिक नाम- *Gossypium herbaceum* L. **Syn.-** *Gossypium albescens* Raf.

तामलकीनामानि

अजटा बहुपुत्रा च भूधात्री तामलक्यपि।।२०८।।

अजटा, बहुपुत्रा, भूधात्री तथा तामलकी- ये **तामलकी** के नाम हैं।

वानस्पतिक नाम- *Phyllanthus urinaria* L. **Syn**.- *Phyllanthus alatus* Blume **कुल-** Euphorbiaceae **अंग्रेजी नाम-** Common leaf flower

पर्पटनामानि

शीतवीर्यः पर्पटकः तृष्णाघ्नः सूक्ष्मपत्रकः।

शीतवीर्य, पर्पटक, तृष्णाघ्न तथा सूक्ष्मपत्रक- ये **पर्पट** के नाम हैं।

वानस्पतिक नाम- *Fumaria indica* (Hausskn.) Pugsley **Syn.-** *Fumaria vaillantii* var. *indica* Hausskn. **कुल-**Papaveraceae **अंग्रेजी नाम-** Indian Fumitory

त्रायमाणानामानि

त्रायन्ती त्रायमाणा च पालिनी भयनाशिनी।।२०९।।

त्रायन्ती, त्रायमाणा, पालिनी तथा भयनाशिनी- ये **त्रायमाणा** के नाम हैं।

वानस्पतिक नाम- *Gentiana kurroo* Royle **Syn.-** *Gentianodes kurroo* (Royle) Omer, Ali & Qaiser **कुल-**Gentianaceae **अंग्रेजी नाम-** Indian gentian

---

१. रामा०-मु., वाम०-अ.र.

दुरालभानामानि

दुरालभा धन्वयासो यासो दुःस्पर्शकस्तथा।

दुरालभा, धन्वयास, यास तथा दुःस्पर्शक- ये **दुरालभा** के नाम हैं।

वानस्पतिक नाम- *Fagonia arabica* L. **Syn.-** *Fagonia cretica* L. **कुल-** Zyophyllaceae **अंग्रेजी नाम-** Khorsan thorn

जलजम्बूनामानि

कल्याणलोचनो ज्ञेयो नादेयो जलजम्बुकः।।२१०।।

कल्याणलोचन, नादेय तथा जलजम्बुक- ये **जलजम्बू** के नाम हैं।

वानस्पतिक नाम- *Syzygium salicifolium* (Wight) J.Graham **Syn.-** *Eugenia heyneana* Duthie **कुल-**Myrtaceae

महाकदम्बनामानि

महाकदम्बो निचुलोऽनपायी जलनूपुरः।

महाकदम्ब, निचुल, अनपायी तथा जलनूपुर- ये **महाकदम्ब** के नाम हैं।

किङ्किरातनामानि

किङ्किरातः कर्णिकारो गौरः कनकपुष्पकः।।२११।।

किङ्किरात, कर्णिकार, गौर तथा कनकपुष्पक- ये **किङ्किरात** के नाम हैं।

वानस्पतिक नाम- *Acacia horrida* (L.) Willd. **Syn**.- *Acacia latronum* Willd. **कुल-**Mimosaceae **अंग्रेजी नाम-** Robber thorn

पारीजातनामानि

मन्दारः पारिभद्राह्वो ज्ञेयः कण्टकिकिंशुकः।
पारिजातश्च रोहीतः प्लीहघ्नो रक्तपुष्पकः।।२१२।।

मन्दार, पारिभद्राह्व, कण्टकिकिंशुक, पारिजात, रोहीत, प्लीहघ्न तथा रक्तपुष्पक- ये **पारीजात** के नाम हैं।

वानस्पतिक नाम- *Erythrina variegata* L. **Syn.-** *Erythrina indica* Lam. **कुल-**Leguminosae **अंग्रेजी नाम-** Indian Coral Tree

शुकनासानामानि

शुकनासा तु नलिका शुकघ्राणाल्पनालिका।

शुकनासा, नलिका, शुकघ्राणा तथा अल्पनालिका- ये **शुकनासा** के नाम हैं।

शाखोटनामानि

शाकराजो भूतवासो गोजिह्वा कर्कशच्छदा।।२१३।।

शाकराज, भूतवास, गोजिह्वा तथा कर्कशच्छदा- ये **शाखोट** के नाम हैं।

वानस्पतिक नाम- *Streblus asper* Lour. **कुल-**Moraceae **अंग्रेजी नाम-** Sand Paper Tree

काकोदुम्बरनामानि

अजाक्षी व्रणनाशिनी कुष्ठघ्नी फल्गुवाटिका।

अजाक्षी, व्रणनाशिनी, कुष्ठघ्नी तथा फल्गुवाटिका- ये **काकोदुम्बर** के नाम हैं।

वानस्पतिक नाम- *Ficus hispida* L. f. **Syn**.- *Ficus oppositifolia* Willd. **कुल-**Moraceae **अंग्रेजी नाम-** Wild fig

वासानामानि

सिंहास्यः कर्कटश्चैव वृषो वासाटरूषकः।।२१४।।

सिंहास्य, कर्कट, वृष, वासा तथा अटरूषक- ये **वासा** के नाम हैं।

वानस्पतिक नाम- *Adhatoda zeylanica* Medik. **Syn**.- *Adhatoda vasica* Nees **कुल-** Acanthaceae **अंग्रेज़ी नाम-** Malabar nut

अश्मन्तकनामानि

अश्मन्तकोऽम्लयोनिश्च ज्ञेयो यमलपत्रकः।

अश्मन्तक, अम्लयोनि तथा यमलपत्रक- ये **अश्मन्तक** के नाम हैं।

वानस्पतिक नाम- *Bauhinia racemosa* Lam. **Syn.-** *Bauhinia parviflora* Vahl **कुल-**Leguminosae **अंग्रेजी नाम-** Bidi Leaf Tree

वंशनामानि

वंशो वेणुर्यवफलः सुपर्वा च तृणध्वजः।।२१५।।
करीरः कीचको मृत्युफलाङ्कुर इति स्मृतः।

वंश, वेणु, यवफल, सुपर्वा, तृणध्वज, करीर, कीचक तथा मृत्युफलाङ्कुर- ये **वंश** के नाम हैं।

वानस्पतिक नाम- *Bambusa bambos* (L.) Voss **Syn.-** *Arundarbor arundinacea* (Retz.) Kuntze **कुल-**Poaceae **अंग्रेजी नाम-** Indian Thorny Bamboo

कुम्भीनामानि

वारणस्तरली कुम्भी करञ्जस्तीरवृक्षकः।।२१६।।

वारण, तरली, कुम्भी, करञ्ज व तीरवृक्षक- ये **कुम्भी** के नाम हैं।

वानस्पतिक नाम- *Careya arborea* Roxb. **Syn.-** *Careya orbiculata* Miers **कुल-**Poaceae **अंग्रेजी नाम-** Wild guava

सिन्दुवार-रोहित-नामानि

सिन्दुरः सिन्दुवारश्च श्वेतपुष्पश्च रोहितः।

सिन्दुर व सिन्दुवार- ये **सिन्दुवार** के नाम हैं तथा श्वेतपुष्प व रोहित- ये **रोहित** के नाम हैं।

फल्गुनामानि

काकोदुम्बरिका फल्गुर्भद्रोदुम्बरिवायसी।।२१७।।

काकोदुम्बरिका, फल्गु, भद्रोदुम्बरी तथा वायसी- ये **फल्गु** के नाम हैं।

वानस्पतिक नाम- *Ficus carica* L. **कुल-** Moraceae **अंग्रेजी नाम-** Fig

खदिरवल्लीनामानि

कालान्त्रदारी कन्थारी फणी खदिरवल्ल्यपि।

कालान्त्रदारी, कन्थारी, फणी तथा खदिरवल्ली- ये **खदिरवल्ली** के नाम हैं।

वटपत्रिकानामानि

सिता कुमारिका मल्ली मोहिनी वटपत्रिका।।२१८।।

सिता, कुमारिका, मल्ली, मोहिनी तथा वटपत्रिका- ये **वटपत्रिका** के नाम हैं।

फेनिल-शर-नामानि

फेनिलो हस्तिकर्कोटः काण्डो बाणः शरः[१] स्मृतः।

फेनिल तथा हस्तिकर्कोट- ये **फेनिल** (कुवल/बदरविशेष) के नाम हैं। काण्ड, बाण तथा शर- ये **शर** के नाम हैं।

वानस्पतिक नाम- *Ziziphus jujuba* Lam. **कुल-**Rhamnaceae **अंग्रेजी नाम-** Jujube

वानस्पतिक नाम : *Saccharum bengalense* Retz. **Syn.-** *Saccharum munja* Roxb. **कुल**: Poaceae **अंग्रेजी नाम** : Munj Sweetcane

श्लेष्मान्तकनामानि

श्लेष्मान्तको बहुफलः शैलूषः कान्तवृक्षकः।।२१९।।

श्लेष्मान्तक, बहुफल, शैलूष तथा कान्तवृक्षक- ये **श्लेष्मान्तक** के नाम हैं।

वानस्पतिक नाम- *Cordia myxa* Roxb. **Syn.-** *Cordia dichotoma* Forst. **कुल-**Boraginaceae **अंग्रेजी नाम-** Assyrian Plum

कोविदारनामानि

कुद्दालकः कोविदारस्ताम्रपुष्पो युगच्छदः।

कुद्दालक, कोविदार, ताम्रपुष्प तथा युगच्छद- ये **कोविदार** के नाम हैं।

वानस्पतिक नाम- *Bauhinia purpurea* L. **Syn.-** *Bauhinia castrata* Blanco **कुल-** Leguminosae **अंग्रेजी नाम-** Butter tree

अश्वगन्धिकानामानि

कोलकर्णी[२] भूतवल्ली बल्या गन्धाश्वगन्धिका।।२२०।।

कोलकर्णी, भूतवल्ली, बल्या, गन्धा तथा अश्वगन्धिका- ये **अश्वगन्धिका** के नाम हैं।

वानस्पतिक नाम- *Withania somnifera* (L.) Dunal **Syn.-** *Physalis flexuosa* L. **कुल-** Solanaceae **अंग्रेजी नाम-** Wintercherry

१. शणः-मु., शरः-सो.नि., कै.नि.

२. कालकर्णी-मु., कोलकर्णी-वराहकर्णी इत्यपरपर्यायवाचित्वात्।

तिन्तिडीक-बदर-नामानि

तिन्तिडीकस्तु वृक्षाम्लो बदरो कोलसञ्ज्ञकः।

तिन्तिडीक व वृक्षाम्ल- ये **तिन्तिडीक** के नाम हैं तथा बदर व कोलसञ्ज्ञक- ये **बदर** के नाम हैं।

वृक्षाम्ल-वानस्पतिक नाम- *Garcinia indica* Chois. **Syn.-** *Garcinia purpurea* Roxb. **कुल**-Clusiaceae **अंग्रेजी नाम-** Kokam

बदर-वानस्पतिक नाम- *Ziziphus sativa* Gaertn. **Syn.-** *Ziziphus jujuba* Mill. **कुल**-Rhamnaceae

कर्कन्धू-धन्वन-नामानि

कर्कन्धूः ह्रस्वबदरी वसुवृक्षस्तु धन्वनः।।२२१।।

कर्कन्धू व ह्रस्वबदरी- ये **कर्कन्धू** के नाम हैं तथा वसुवृक्ष व धन्वन- ये **धन्वन** के नाम हैं ।

कर्कन्धू-वानस्पतिक नाम : *Zizyphus nummularia* (Burm. f.) W. & A. **कुल** : Rhamnaceae **अंग्रेजी नाम** : Wild jujube

धन्वन -वानस्पतिक नाम : *Grewia tiliifolia* Vahl. **Syn.-** *Grewia arborea* Roxb. ex Rottl. **कुल** : Malvaceae **अंग्रेजी नाम**: Dhaman

अम्लवेतसनामानि

सहस्रवीर्यस्तीक्ष्णाम्लो वराम्लस्त्वम्लवेतसः।

सहस्रवीर्य, तीक्ष्णाम्ल, वराम्ल तथा अम्लवेतस- ये **अम्लवेतस** के नाम हैं ।

वानस्पतिक नाम : *Garcinia pedunculata* Roxb. ex Buch.-Ham. **कुल** : Clusiaceae **अंग्रेजी नाम** : Amlavetasa

गोधापदीनामानि

गोधापदी गोधवल्ली पट्वम्लाऽऽदित्यनामिका।।२२२।।

गोधापदी, गोधवल्ली- ये **गोधापदी** के नाम हैं। पट्वम्ला तथा आदित्यनामिका- ये **आदित्यवल्ली** के नाम हैं।

वृद्धदारुकनामानि

पत्रभङ्गा महाश्यामा खराह्वा वृद्धदारुकः।

पत्रभङ्गा, महाश्यामा, खराह्वा तथा वृद्धदारुक- ये **वृद्धदारुक** के नाम हैं।

वानस्पतिक नाम : *Argyreia nervosa* (Burm. f.) Bojer **Syn.**- *Argyreia speciosa* (L. f.) Sweet **कुल** : Convolvulaceae **अंग्रेजी नाम**: Woolly morning glory

क्षुद्रकण्टारिकानामानि

दावाग्निदमनी माता क्षुद्रकण्टारिका तथा।।२२३।।

दाव, अग्निदमनी, माता तथा क्षुद्रकण्टारिका- ये **क्षुद्रकण्टारिका** के नाम हैं।

वानस्पतिक नाम- *Solanum trilobatum* L. **कुल**-Solanaceae **अंग्रेजी नाम**- Purple fruited pea eggplant

गुञ्जानामानि

बर्हिशिखाह्वया गुञ्जा रक्तिका काकणन्तिका।
श्वेतकाम्भोजिका ध्वाङ्क्षी श्वेतपाकी शिखण्डिका।।२२४।।
तृतीया कृष्णकाम्भोजी कृष्णपाकावसादनी[१]।

बर्हिशिखाह्वया, गुञ्जा, रक्तिका तथा काकणन्तिका- ये **रक्तगुञ्जा** के नाम हैं। श्वेतकाम्भोजिका, ध्वाङ्क्षी, श्वेतपाकी तथा शिखण्डिका- ये **श्वेतगुञ्जा** के नाम हैं। कृष्णकाम्भोजी, कृष्णपाका तथा अवसादनी- ये **कृष्णगुञ्जा** के नाम हैं।

रक्तगुञ्जा-वानस्पतिक नाम : *Abrus precatorius* L. **Syn.**- *Abrus minor* Desv. **कुल** : Fabaceae **अंग्रेजी नाम** : Jequirity

श्वेतगुञ्जा-वानस्पतिक नाम : *Abrus fruticulosus* Wight & Arn. **Syn.**- *Abrus acutifolius* Blume ex Miq. **कुल** : Fabaceae

ज्योतिष्मतीनामानि

ज्योतिष्मती कङ्गुणिका पारावतपदी च सा।।२२५।।

ज्योतिष्मती, कङ्गुणिका तथा पारावतपदी- ये **ज्योतिष्मती** के नाम हैं।

---

१. कुणपोकः सुसादनी-मु.,

वानस्पतिक नाम: *Celastrus paniculatus* Willd. **Syn.-** *Catha paniculata* (Willd.) Scheidw. **कुल** : Celastraceae **अंग्रेजी नाम** : Staff tree

ईश्वरीनामानि

ईश्वरी नागदमनी कीटारिः सर्पगन्धिका।

ईश्वरी, नागदमनी, कीटारि तथा सर्पगन्धिका- ये **ईश्वरी** के नाम हैं।

वानस्पतिक नाम : *Aristolochia indica* L. **Syn.-** *Aristolochia indica var. lanceolata* (Wight) Duch. **कुल** : Aristolochiaceae **अंग्रेजी नाम** : Indian birth wort

अधःपुष्पी-वाराहीकन्द-नामानि

अधोमुखा त्ववाक्पुष्पी वाराही वनमालिका।।२२६।।

अधोमुखा व अवाक्पुष्पी- ये **अधःपुष्पी** के नाम हैं तथा वाराही व वनमालिका- ये **वाराहीकन्द** के नाम हैं।

अधःपुष्पी-वानस्पतिक नाम- *Trichodesma zeylanicum* (Burm.f.) *R. Br.*L. **कुल-**Boraginaceae **अंग्रेजी नाम-** Camel bush

वाराही-वानस्पतिक नाम- *Dioscorea bulbifera* L. **Syn.-** *Dioscorea sativa* Thunb. **कुल-**Dioscoreaceae **अंग्रेजी नाम-** Potato yam

आरामशीतलनामानि

आरामशीतलो देवगन्धः कुक्कुटमर्दकः[1]।

आरामशीतल, देवगन्ध तथा कुक्कुटमर्दक- ये **आरामशीतल** के नाम हैं।

नागजिह्वानामानि

नागजिह्वा श्वेतफला क्षीरिणी चार्कपुष्पिका।।२२७।।

नागजिह्वा, श्वेतफला, क्षीरिणी तथा अर्कपुष्पिका- ये **नागजिह्वा** के नाम हैं।

वानस्पतिक नाम- *Holostemma ada-kodien* Schult. **Syn.-** *Holostemma annularis* (Roxb.) K. Schum **कुल-**Asclepiadaceae **अंग्रेजी नाम-** Holostemma creeper

---

१. देवो गन्धाढ्यः कुरुमर्दकः-मु., देवगन्धः कुक्कुटमर्दकः-अ.र.

निम्बच्छदनामानि

निम्बच्छदेन्द्रवल्ली च करभी रुचिरा स्मृता।

निम्बच्छदा, इन्द्रवल्ली, करभी तथा रुचिरा- ये **निम्बच्छद** (कर्कोटकी) के नाम हैं।

विशेष- इसके पत्र की आकृति निम्ब के समान नहीं होती किन्तु रस साम्य के कारण यह पर्याय आया है।

वानस्पतिक नाम- *Momordica dioica* Roxb. ex Willd. **Syn.-** *Momordica hispida* Dennst. ex Miq. **कुल**-Cucurbitaceae **अंग्रेजी नाम-** Balsampear

लिखिकानामानि

लिखिका भक्तिका भूरी नवनीता प्रकीर्त्तिता।।२२८।।

लिखिका, भक्तिका, भूरी तथा नवनीता- ये **लिखिका** के नाम हैं।

बदरिकापर्णीनामानि

ज्ञेया बदरिकापर्णी पर्णकः पूतिकर्णकः।

बदरिकापर्णी, पर्णक तथा पूतिकर्णक- ये **बदरिकापर्णी** के नाम हैं।

बाकुचीनामानि

मलयूः बाकुची चैव चन्द्ररेखा त्ववल्गुजः।।२२९।।

मलयू, बाकुची, चन्द्ररेखा तथा अवल्गुज- ये **बाकुची** के नाम हैं।

वानस्पतिक नाम- *Psoralea corylifolia* L. **Syn.-** *Cullen corylifolium* (L.) Medik. **कुल-** Fabaceae **अंग्रेजी नाम-** Psoralea seed

अरण्यकुलत्थनामानि

चक्षुष्या चारटी ज्ञेया तथाऽरण्यकुलत्थिका।

चक्षुष्या, चारटी तथा अरण्यकुलत्थिका- ये **अरण्यकुलत्थ** के नाम हैं।

वानस्पतिक नाम- *Cassia absus* L. **कुल**-Leguminosae **अंग्रेजी नाम-** Chakshushya

अरिमेद-पीतदारु-नामानि

अहिमारोऽरिमेदस्तु पीतदारुर्हरिद्रुमः।।२३०।।

अहिमार व अरिमेद-ये **अरिमेद** के नाम हैं तथा पीतदारु व हरिद्रुम-ये **हरिद्रु** के नाम हैं।

वानस्पतिक नाम- *Acacia farnesiana* (L.) Willd. **कुल-** Mimosaceae **अंग्रेजी नाम-** Sweet acacia

वानस्पतिक नाम- *Haldina cordifolia* (Roxb.) Ridsdale **Syn.-** *Adina cordifolia* (Roxb.) Hook. f. **कुल-**Rubiaceae **अंग्रेजी नाम-** Haldu

तीक्ष्णसारनामानि

श्वेतत्वक् तीक्ष्णसारश्च विबुधस्तीक्ष्णसारकः।

श्वेतत्वक्, तीक्ष्णसार, विबुध तथा तीक्ष्णसारक- ये **तीक्ष्णसार** के नाम हैं।

पौष्करनामानि

वाप्याह्वं पौष्करं शूलहरं बीजाह्वयं मतम्।।२३१।।

वाप्याह्व, पौष्कर, शूलहर तथा बीजाह्वय- ये **पौष्कर** के नाम हैं।

वानस्पतिक नाम- *Inula racemosa* Hook. f. **Syn.-** *Inula royleana* C.B.Clarke **कुल-** Asteraceae **अंग्रेजी नाम-** Orris root

शरीनामानि

शटी[१] तु सुव्रता ज्ञेया गन्धाह्वा सोमसम्भवा।

शटी, सुव्रता, गन्धाह्वा तथा सोमसम्भवा- ये **शटी** के नाम हैं।

दूर्वानामानि

सहस्रवीर्या गोलोमी सिता दूर्वा च शाद्वलः।।२३२।।

सहस्रवीर्या, गोलोमी, सिता, दूर्वा तथा शाद्वल- ये **दूर्वा** के नाम हैं।

वानस्पतिक नाम- *Cynodon dactylon* (L.) Pers. **Syn.-** *Panicum dactylon* (L.) Lam. **कुल-**Poaceae **अंग्रेजी नाम-** Bermuda grass

---

१. शरी-मु., शटी-ध.नि., च.नि.

आघोटकनामानि

क्षुद्रवारी दुग्धयुता घटिका छत्रपत्रका।

आघोटको ब्रह्मफलो रक्तबिन्दुतिलच्छदः।।२३३।।

क्षुद्रवारी, दुग्धयुता, घटिका, छत्रपत्रका, आघोटक, ब्रह्मफल, रक्तबिन्दुच्छद तथा तिलच्छद- ये **आघोटक** के नाम हैं।

अजाक्षीनामानि

अजाक्षी लोमपर्णी च ज्ञेयो मेषविलोचनः।

अजाक्षी, लोमपर्णी तथा मेषविलोचन- ये **अजाक्षी** के नाम हैं।

भृङ्गराजनामानि

महावृष्यो महानीलो भृङ्गाह्वो मार्कवः स्मृतः।।२३४।।

केशरञ्जनको ज्ञेयो भृङ्गराड् भृङ्गरेणुकः।

महावृष्य, महानील, भृङ्गाह्व, मार्कव, केशरञ्जनक, भृङ्गराट् तथा भृङ्गरेणुक- ये **भृङ्गराज** के नाम हैं।

वानस्पतिक नाम- *Eclipta alba* (L.) Hassk. **Syn.-** *Eclipta prostrata* L. **कुल-**Asteraceae **अंग्रेजी नाम-** Eclipta

सूर्यभक्तानामानि

रामाह्वार्कलता रामा तरुणी पुष्पवत्यपि।।२३५।।

सूर्यभक्ता सुखोद्भवा सूर्यावर्त्ता रविप्रिया।

रामाह्वा, अर्कलता, रामा, तरुणी, पुष्पवती, सूर्यभक्ता, सुखोद्भवा, सूर्यावर्त्ता तथा रविप्रिया- ये **सूर्यभक्ता** के नाम हैं।

मुशलीनामानि

हिरण्यपुष्पी खर्जूरी ताडपत्री मुशल्यपि।।२३६।।

हिरण्यपुष्पी, खर्जूरी, ताडपत्री तथा मुशली- ये **मुशली** के नाम हैं।

वानस्पतिक नाम- *Curculigo orchioides* Gaertn. **Syn.-** *Hypoxis orchioides* Kurz **कुल-**Hypoxidaceae **अंग्रेजी नाम-** Black musli

काण्डेक्षुनामानि

इक्ष्वालिका तु काकेक्षुः काण्डेक्षुर्वायसेक्षुकः।

इक्ष्वालिका, काकेक्षु, काण्डेक्षु तथा वायसेक्षुक- ये **काण्डेक्षु** के नाम हैं।

काशनामानि

श्वेतचामरकः काशस्तथेक्षुकुसुमश्च सः।।२३७।।

श्वेतचामरक, काश तथा इक्षुकुसुम- ये **काश** के नाम हैं।

वानस्पतिक नाम- *Saccharum spontaneum* L. **Syn.-** *Saccharum caducum* Tausch **कुल-**Poaceae **अंग्रेजी नाम-** Thatch Grass

कोकिलाक्षनामानि

अध्यण्डेक्षुरकः स्थूलकण्टकः कोकिलाक्षकः।

अध्यण्डा, इक्षुरक, स्थूलकण्टक तथा कोकिलाक्षक- ये **कोकिलाक्ष** के नाम हैं।

वानस्पतिक नाम- *Hygrophila spinosa* T. Anders. **Syn.-** *Hygrophila auriculata* (Schumach.) Heine **कुल-**Acanthaceae **अंग्रेजी नाम-** Box myrtle

उच्चटानामानि

उच्चटा चटका ज्ञेया शिखण्ड्यास्फोतकः स्मृतः।।२३८।।

उच्चटा, चटका, शिखण्डी तथा आस्फोतक- ये **उच्चटा** के नाम हैं।

धत्तूरनामानि

उन्मत्तको मातुलको धुत्तूरो हेमनामकः।
स्त्रिपुष्पः कृष्णधुत्तूरः कृष्णपुष्पी च मोहिनी।।२३९।।

उन्मत्तक, मातुलक, धुत्तूर, हेमनामक, स्त्रीपुष्प, कृष्णधुत्तूर, कृष्णपुष्पी तथा मोहिनी- ये **धत्तूर** के नाम हैं।

वानस्पतिक नाम- *Datura metel* L. **Syn.-** *Datura alba* Nees **कुल-**Solanaceae **अंग्रेजी नाम-** Indian thorn apple

देवदालीनामानि

देवदाली च कर्कोटी वेणी जीमूतकः स्मृतः।

देवदाली, कर्कोटी, वेणी तथा जीमूतक- ये **देवदाली** के नाम हैं।

वानस्पतिक नाम- *Luffa echinata* Roxb. **Syn.-** *Momordica erinocarpa* Fenzl ex Naudin **कुल-** Cucurbitaceae **अंग्रेजी नाम-** Bristly luffa

कोशातकीद्वयनामानि

धामार्गवः कोशफलो राजकोशातकी स्मृता।।२४०।।
कटुकोशातकी क्ष्वेडा जालिनी कृतवेधनः।

धामार्गव, कोशफल, राजकोशातकी, कटुकोशातकी, क्ष्वेडा, जालिनी तथा कृतवेधन- ये **कोशातकीद्वय** के नाम हैं।

वानस्पतिक नाम : *Luffa cylindrica* (L.) M. Roemer **Syn.**- *Luffa aegyptiaca* Mill. ex Hook. f. **कुल** : Cucurbitaceae **अंग्रेजी नाम** : Sponge gourd

अलाबुनामानि

कटुकालाम्बुनी तुम्बालाम्बुरिक्ष्वाकुसञ्ज्ञिका।।२४१।।

कटुकालाम्बुनी, तुम्बा, अलाम्बु तथा इक्ष्वाकुसञ्ज्ञिका- ये **अलाबु** के नाम हैं।

वानस्पतिक नाम- *Lagenaria siceraria* (Molina) Standl **Syn.-** *Lagenaria vulgaris* Seringe **कुल**-Cucurbitaceae **अंग्रेजी नाम-** Bitter bottle gourd

नीलिनीनामानि

नीलिनी चारटी ज्ञेया नीलनी नीलपुष्पिका।

नीलिनी, चारटी, नीलिनी तथा नीलपुष्पिका- ये **नीलिनी** के नाम हैं।

वानस्पतिक नाम- *Indigofera tinctoria* L. **Syn.-** *Indigofera indica* L. **कुल-** Fabaceae **अंग्रेजी नाम-** Indigo

तामचूडनामानि

सूक्ष्मपादस्ताम्रचूडो ज्ञेयः कुक्कुटपादिकः।।२४२।।

सूक्ष्मपाद, ताम्रचूड तथा कुक्कुटपादिक- ये **ताम्रचूड** के नाम हैं।

गोजिह्वानामानि

गोधूलिका च गोजिह्वा गोजी क्रोष्टुकमूलकः।

गोधूलिका, गोजिह्वा, गोजी तथा क्रोष्टुकमूलक- ये **गोजिह्वा** के नाम हैं।

वानस्पतिक नाम : *Onosma bracteatum* Wall. **कुल** : Boraginaceae **अंग्रेजी नाम** : Lesanusou

अङ्कोलनामानि

अङ्कोलो गिरिकोलश्च पीतसारो निकोचकः।।२४३।।

अङ्कोल, गिरिकोल, पीतसार तथा निकोचक- ये **अङ्कोल** के नाम हैं।

वानस्पतिक नाम- *Alangium salvifolium* (L.f.) Wang. **Syn.-** *Alangium decapetalum* Lam. **कुल-** Cornaceae **अंग्रेजी नाम-** Sage Leaved Alangium

बकुलनामानि

जालारिर्मेहशत्रुश्च बकुली तलपोटकः।
स्वर्णवर्णाकरः पीतपुष्पको दोहकाह्वयः।।२४४।।

जालारि, मेहशत्रु, बकुली, तलपोटक, स्वर्णवर्णाकर, पीतपुष्पक तथा दोहकाह्वय- ये **बकुल** के नाम हैं।

वानस्पतिक नाम- *Mimusops elengi* L. **Syn.-** *Mimusops lucida* Poir. **कुल-** Sapotaceae **अंग्रेजी नाम-** Spanish cherry

शणपुष्पीनामानि

शणपुष्पी बृहत्पुष्पी शणः घण्टशणः स्मृतः।

शणपुष्पी, बृहत्पुष्पी, शण तथा घण्टशण- ये **शणपुष्पी** के नाम हैं।

वानस्पतिक नाम- *Crotalaria verrucosa* L. **Syn.-** *Anisanthera hastata* Raf. **कुल-**Leguminosae **अंग्रेजी नाम-** Blue Rattlepod

अतसीनामानि

उमातसी रुद्रपत्री[1] गोपिका बाणकः स्मृतः।।२४५।।

उमा, अतसी, रुद्रपत्री, गोपिका तथा बाणक- ये **अतसी** के नाम हैं।

वानस्पतिक नाम- *Linum usitatissimum* L. **कुल**-Linaceae **अंग्रेजी नाम**- Common flax

ब्राह्मीनामानि

सौम्या सुवर्चला ब्राह्मी सोमा ब्रह्मसुवर्चला।
मण्डूकपर्णी विक्रान्ता चान्या ब्राह्मी वरौषधिः[2]।।२४६।।

सौम्या, सुवर्चला, ब्राह्मी, सोमा तथा ब्रह्मसुवर्चला- ये **ब्राह्मी** के नाम हैं। मण्डूकपर्णी, विक्रान्ता, ब्राह्मी तथा वरौषधि- ये **मण्डूकपर्णी** (ब्राह्मीभेद) के नाम हैं।

ब्राह्मी- वानस्पतिक नाम : *Bacopa monnieri* (L.) Wettst. **Syn.**- *Herpestis monniera* (L.) Kunth. **कुल** : Scrophulariaceae **अंग्रेजी नाम**: Bacopa

मण्डूकपर्णी- वानस्पतिक नाम- *Centella asiatica* (L.) Urban. **Syn.**- *Hydrocotyle asiatica* L. **कुल-** Apiaceae **अंग्रेजी नाम-** Indian pennywort

पुत्रजीवनामानि

सुतजीवः पुत्रजीवः पवित्रः पुत्रसिद्धिकृत्।

सुतजीव, पुत्रजीव, पवित्र तथा पुत्रसिद्धिकृत्- ये **पुत्रजीव** के नाम हैं।

वानस्पतिक नाम- *Putranjiva roxburghii* Wall. **Syn.-** *Cyclostemon racemosus* Zipp. ex Span. **कुल**-Putranjivaceae **अंग्रेजी नाम-** Putranjiva

आवर्त्तकीनामानि

आवर्त्तकी चर्मरङ्गा महाजाली विभाण्डिका।।२४७।।

आवर्त्तकी, चर्मरङ्गा, महाजाली तथा विभाण्डिका- ये **आवर्त्तकी** के नाम हैं।

---

१. रुद्रपत्री-मु., रुद्रपत्नी- ध.नि.

२. वनौषधिः-मु.

वानस्पतिक नाम- *Senna auriculata* (L.) Roxb. **Syn.-** *Cassia auriculata* L. **कुल-**Leguminosae **अंग्रेजी नाम-** Tanner's Cassia

प्रसारणीनामानि

प्रसारणी सुप्रसरा सारणी सुप्रतानिका।

प्रसारणी, सुप्रसरा, सारणी तथा सुप्रतानिका- ये **प्रसारणी** के नाम हैं।

वानस्पतिक नाम : *Paederia foetida* L. **Syn.** *Paederia scandens* (Lour.) Merr. **कुल** : Rubiaceae **अंग्रेजी नाम** : Chinese moon creeper

हिङ्गुपत्रीनामानि

हिङ्गुपत्री तु पृथ्वीका वाष्पिका कवरी स्मृता।।२४८।।

हिङ्गुपत्री, पृथ्वीका, वाष्पिका तथा कवरी- ये **हिङ्गुपत्री** के नाम हैं।

तुम्बुरुनामानि

तुम्बुरुस्तीक्ष्णवल्कश्च तीक्ष्णपत्रः कुतुम्बुरुः।

तुम्बुरु, तीक्ष्णवल्क, तीक्ष्णपत्र तथा कुतुम्बुरु- ये **तुम्बुरु** के नाम हैं।

वानस्पतिक नाम- *Zanthoxylum armatum* DC. **Syn.-** *Zanthoxylum alatum* Roxb. **कुल-**Rutaceae **अंग्रेजी नाम-** winged prickly ash

अक्षोडनामानि

अक्षोडः पर्वतीयश्च फलस्नेहो गुहाश्रयः।।२४९।।
कीरेष्टः कर्परालश्च स्वादुमज्जा पृथुच्छदः।

अक्षोड, पर्वतीय, फलस्नेह, गुहाश्रय, कीरेष्ट, कर्पराल, स्वादुमज्जा तथा पृथुच्छद- ये **अक्षोड** के नाम हैं।

वानस्पतिक नाम : *Juglans regia* L. **Syn.-** *Juglans duclouxiana* Dode **कुल** : Juglandaceae **अंग्रेजी नाम** : Walnut

अगस्तिनामानि

अगस्तिको मुनिनामा कुम्भयोनिश्च स स्मृतः।।२५०।।

अगस्तिक, मुनिनामा तथा कुम्भयोनि- ये **अगस्ति** के नाम हैं।

वानस्पतिक नाम : *Sesbania grandiflora* L. Poir. **Syn.**- *Agati grandiflora* Desv. **कुल** : Fabaceae **अंग्रेजी नाम** : Agati

द्रोणपुष्पीनामानि

अधिच्छत्रा कुम्भयोनिः द्रोणपुष्पी कुतुम्बिका।

अधिच्छत्रा, कुम्भयोनि, द्रोणपुष्पी तथा कुतुम्बिका- ये **द्रोणपुष्पी** के नाम हैं।

वानस्पतिक नाम- *Leucas cephalotus* spreng. (Jacq.) R.Br. **Syn.**- *Leucas capitata* Desf. **कुल**-Lamiaceae **अंग्रेजी नाम**- Spider wort

कौण्डिन्यनामानि

कौण्डिन्यश्च महाद्रोणः स्मृतो देवकुतुम्बकः।।२५१।।

कौण्डिन्य, महाद्रोण तथा देवकुतुम्बक- ये **कौण्डिन्य** के नाम हैं।

अधिच्छत्रानामानि

अधिच्छत्रा गौतमस्था बालग्रन्थिः प्रकीर्त्तिता।

अधिच्छत्रा, गौतमस्था तथा बालग्रन्थि- ये **अधिच्छत्रा** के नाम हैं।

चक्राङ्गीनामानि

वत्सादनी सुदर्शाख्या चक्राङ्गी जलशोषकः।।२५२।।

वत्सादनी, सुदर्शाख्या, चक्राङ्गी तथा जलशोषकः- ये **चक्राङ्गी** के नाम हैं।

प्रपुन्नाटनामानि

प्रपुन्नाटस्त्वेडगजो दद्रुघ्नश्चक्रमर्दकः।

प्रपुन्नाट, एडगज, दद्रुघ्न तथा चक्रमर्दक- ये **प्रपुन्नाट** के नाम हैं।

वानस्पतिक नाम- *Senna tora* (L.) Roxb. **Syn.**- *Cassia tora* L. **कुल**- Caesalpiniaceae **अंग्रेजी नाम**- Coffee pod

लक्ष्मणानामानि

लक्ष्मणा पुत्रजननी रक्तबिन्दुच्छदा तथा।।२५३।।

लक्ष्मणा, पुत्रजननी तथा रक्तबिन्दुच्छदा- ये **लक्ष्मणा** के नाम हैं।

वानस्पतिक नाम- *Ipomoea marginata* (Desr.) Verdc. **Syn.-** *Ipomoea sepiaria* Koenig ex Roxb. **कुल-** Convolvulaceae **अंग्रेजी नाम-** Purple heart glory

नागवल्लीनामानि

नागिनी शूलिनी नागवल्ली मत्स्यार्जकः स्मृतः।

नागिनी, शूलिनी, नागवल्ली तथा मत्स्यार्जक- ये **नागवल्ली** के नाम हैं।

वज्रवल्लीनामानि

शृगालघण्टा वज्राक्षी वज्रवल्ली तु शृङ्खला।।२५४।।

शृगालघण्टा, वज्राक्षी, वज्रवल्ली तथा शृङ्खला- ये **वज्रवल्ली** के नाम हैं।

पलङ्कषानामानि

पलङ्कषा मूलकं च हिङ्गुना पुष्करच्छदः।

पलङ्कषा, मूलक, हिङ्गुना तथा पुष्करच्छद- ये **पलङ्कषा** के नाम हैं।

दधिपुष्पीनामानि

दधिपुष्पी तु खट्वाङ्गी खट्वा पर्यङ्कपादिका।।२५५।।

दधिपुष्पी, खट्वाङ्गी, खट्वा तथा पर्यङ्कपादिका- ये **दधिपुष्पी** के नाम हैं।

बिम्बीनामानि

बिम्बी गोल्हा तुण्डिकेरी तिक्ताख्या[१] फलनामिका।

बिम्बी, गोल्हा, तुण्डिकेरी, तिक्ताख्या तथा फलनामिका- ये **बिम्बी** के नाम हैं।

वानस्पतिक नाम- *Coccinia indica* W. & A. **Syn.-** *Coccinia grandis.* (L.) Voigt **कुल-** Cucurbitaceae **अंग्रेजी नाम-** Ivy gourd

उर्वारुनामानि

उर्वारुः कर्कटी प्रोक्ता लोमशा च प्रकीर्तिता।।२५६।।

उर्वारु, कर्कटी तथा लोमशा- ये **उर्वारु** के नाम हैं।

वानस्पतिक नाम- *Cucumis utilissimus* Roxb. **कुल-**Cucurbitaceae **अंग्रेजी नाम-** Snake cucumber

१. तिलाख्या-मु.; तिक्ताख्या-रा.नि.

कालिङ्ग-त्रपुस-नामानि

खूर्जरिकस्तु कालिङ्गं मूत्रलं त्रपुसं स्मृतम्।

खूर्जरिक व कालिङ्ग- ये **कालिङ्ग** के नाम हैं तथा मूत्रल व त्रपुस- ये **त्रपुस** के नाम हैं।

कालिङ्ग-वानस्पतिक नाम- *Citrullus lanatus* (Thunb.) Matsum. & Nakai **Syn.-** *Citrullus vulgaris* Schrad. **कुल-**Cucurbitaceae **अंग्रेजी नाम-** Watermelon

त्रपुस -वानस्पतिक नाम- *Cucumis sativus* L. **कुल-**Cucurbitaceae **अंग्रेजी नाम-** Cucumber

कूष्माण्डकीनामानि

कूष्माण्डकी पुष्पलता ककुभाण्डा फलोत्तमा।।२५७।।

कूष्माण्डकी, पुष्पलता, ककुभाण्डा तथा फलोत्तमा- ये **कूष्माण्डकी** के नाम हैं।

वानस्पतिक नाम- *Benincasa hispida* (Thunb.) Cogn. **Syn.-** *Benincasa cerifera* Savi **कुल-**Cucurbitaceae **अंग्रेजी नाम-** White Gourd

गोरक्षतुम्बीनामानि

गोरक्षतुम्बी गोरक्षी कुम्भालाम्बुर्घटाभिधा।

गोरक्षतुम्बी, गोरक्षी, कुम्भालाम्बु तथा घटाभिधा- ये **गोरक्षतुम्बी** के नाम हैं।

चिर्भटनामानि

चिर्भिटिका चित्रफला चीनारं चिर्भटं स्मृतम्।।२५८।।

चिर्भिटिका, चित्रफला, चीनार तथा चिर्भट - ये **चिर्भट** के नाम हैं।

वानस्पतिक नाम : *Cucumis melo* L. var. *momordica* Duth. & Full. **कुल** : Cucurbitaceae

तुम्बिकानामानि

लम्बा पिण्डफलेक्ष्वाकुः कटुका क्षत्रियात्मजा।
महाफलेक्षुरा चैव तुम्बिका तिक्तबीजका।।२५९।।

लम्बा, पिण्डफला, इक्ष्वाकु, कटुका, क्षत्रियात्मजा, महाफला, इक्षुरा, तुम्बिका तथा तिक्तबीजका- ये **तुम्बिका** के नाम हैं।

वानस्पतिक नाम- *Lagenaria siceraria* (Molina) Standl **Syn.-** *Lagenaria vulgaris* Seringe **कुल-**Cucurbitaceae **अंग्रेजी नाम-** Bitter bottle gourd

तिन्तिडीनामानि

चुक्रिका चाम्लिका चिञ्चा जीवन्ती तिन्तिडी स्मृता।

चुक्रिका, अम्लिका, चिञ्चा, जीवन्ती तथा तिन्तिडी- ये **तिन्तिडी** के नाम हैं।

वानस्पतिक नाम- *Tamarindus indica* L. **कुल-**Caesalpiniaceae **अंग्रेजी नाम-** Tamarind tree

चाङ्गेरीनामानि

चुक्रिका त्वम्लचाङ्गेरी सुनिषण्णदला तथा।।२६०।।

चुक्रिका, अम्लचाङ्गेरी तथा सुनिषण्णदला- ये **चाङ्गेरी** के नाम हैं।

वानस्पतिक नाम- *Oxalis corniculata* L. **कुल-**Oxalidaceae **अंग्रेजी नाम-** Indian sorrel

उपोदकीनामानि

उपोदकमुपोदी च क्षुद्रका पोदकी तथा।

उपोदक, उपोदी, क्षुद्रका एवं पोदकी- ये **उपोदकी** के नाम हैं।

वानस्पतिक नाम- *Basella alba* L. **Syn.-** *Basella rubra* L. **कुल-**Basellaceae **अंग्रेजी नाम-** Malabar spinach

जीवन्ती-कलम्बी-नामानि

जीवन्तिको रक्तशाकः कलम्बी वल्ल्युपोदकः।।२६१।।

जीवन्तिक व रक्तशाक- ये **जीवन्ती** के नाम हैं। कलम्बी व वल्ल्युपोदक- ये **कलम्बी** के नाम हैं।

कलम्बी-वानस्पतिक नाम : *Ipomoea aquatica* Forssk. **Syn.-** *Ipomoea reptans* Poir. **कुल** : Convolvulaceae **अंग्रेजी नाम** : Water moring glory

तण्डुलीय-चिल्ली-नामानि

तण्डुलीयो मेघनादः चिल्ली तु लोमशा स्मृता।

तण्डुलीय व मेघनाद- ये **तण्डुलीय** के नाम हैं। चिल्ली व लोमशा- ये **चिल्ली** के नाम हैं।

तण्डुलीय-वानस्पतिक नाम : *Amaranthus polygonoides* L. **कुल** : Amaranthaceae **अंग्रेजी नाम** : Common Amaranth

चिल्ली-वानस्पतिक नाम- *Chenopodium murale* L. **Syn.-** *Chenopodium biforme* Nees **कुल**-Amaranthaceae **अंग्रेजी नाम-** Nettleleaf goosefoot

सुनिषण्णकनामानि

शितिवारः सूचिपत्रः स्वस्तिकः सुनिषण्णकः।।२६२।।

शितिवार, सूचिपत्र, स्वस्तिक तथा सुनिषण्णक- ये **सुनिषण्णक** के नाम हैं।

वानस्पतिक नाम : *Marsilea minuta* L. **Syn.-** *Marsilea brasiliensis* Mart. **कुल** : Marsileaceae **अंग्रेजी नाम** : Dwarf water clover

मत्याक्षीनामानि

मत्स्याक्षिकस्तु मत्सीरः पत्तूरः प्रियसत्यपि।

मत्स्याक्षिक, मत्सीर, पत्तूर तथा प्रियसती- ये **मत्याक्षी** के नाम हैं।

वानस्पतिक नाम- *Alternanthera sessilis* (L.) R.Br. ex DC. **Syn.-** *Achyranthes linearifolia* Sw. ex Wikstr. **कुल**-Amaranthaceae **अंग्रेजी नाम-** Sessile Joyweed

वास्तुकनामानि

शीघ्रशाखा शाखिनी च महाशाकश्च वास्तुकी।।२६३।।

शीघ्रशाखा, शाखिनी, महाशाक तथा वास्तुकी- ये **वास्तुक** के नाम हैं।

वानस्पतिक नाम- *Chenopodium album* L. **Syn.-** *Anserina candidans* (Lam.) Montandon **कुल**-Amaranthaceae **अंग्रेजी नाम-** Lambsquarters

श्रावणी नामानि

श्रावणी स्यात् मुण्डितिका भिक्षुः श्रवणशीर्षका।

श्रावणी, मुण्डितिका, भिक्षु तथा श्रवणशीर्षका- ये **श्रावणी** के नाम हैं।

वानस्पतिक नाम- *Sphaeranthus indicus* L. **Syn.-** *Sphaeranthus hirtus* Willd. **कुल-**Asteraceae **अंग्रेजी नाम-** East Indian globe thistle

बर्बरिकानामानि

सौम्यगन्धा बर्बरिका तिलपर्णी च सा स्मृता।।२६४।।

सौम्यगन्धा, बर्बरिका तथा तिलपर्णी- ये **बर्बरिका** के नाम हैं।

छत्रकनामानि

सर्पच्छत्रस्तु[१] नीलाभो भूशाको भूमिकन्दकः।

सर्पच्छत्र, नीलाभ, भूशाक तथा भूमिकन्दक- ये **छत्रक** के नाम हैं।

वानस्पतिक नाम: *Agaricus campestris* L. **कुल** : Agaricaceae **अंग्रेजी नाम** : Field Mushroom

रसोन-पलाण्डु-नामानि

रसोनो लशुनो ज्ञेयो पलाण्डुर्मुखदूषणः।।२६५।।

रसोन व लशुन- ये **रसोन** के नाम हैं तथा पलाण्डु व मुखदूषण- ये **पलाण्डु** के नाम हैं।

रसोन-वानस्पतिक नाम- *Allium sativum* L. **कुल-**Liliaceae **अंग्रेजी नाम-** Garlic

पलाण्डु-वानस्पतिक नाम- *Allium cepa* L. **Syn.-** *Allium angolense* Baker **कुल-**Liliaceae **अंग्रेजी नाम-** Onion

शतपुष्पानामानि

शतपुष्पा शतच्छत्रा मिशिः घोषा शताह्वया।

शतपुष्पा, शतच्छत्रा, मिशि, घोषा तथा शताह्वया- ये **शतपुष्पा** के नाम हैं।

वानस्पतिक नाम- *Anethum graveolens* L. **Syn.-** *Peucedanum graveolens* (L.) Hiern **कुल-**Apiaceae **अंग्रेजी नाम-** Indian dill fruit

मिश्रेयानामानि

मिश्रेया शालिनी शीतशिवारण्या मिशिः स्मृता।।२६६।।

मिश्रेया, शालिनी, शीतशिवा, अरण्या तथा मिशि- ये **मिश्रेया** के नाम हैं।

१. सर्पश्चित्रस्तु-मु.

वानस्पतिक नाम- *Foeniculum vulgare* Mill. **कुल-**Apiaceae **अंग्रेजी नाम-** Fennel fruit

पृथ्वीकानामानि

पृथ्वीका वारिपत्रा तु बाष्पिका च स्थलोद्भवा।

पृथ्वीका, वारिपत्रा, बाष्पिका तथा स्थलोद्भवा- ये **पृथ्वीका** के नाम हैं।

कपित्थनामानि

कपित्थोऽथ दधित्थश्च दुर्मदः सुरभिच्छदः।।२६७।।

कपित्थ, दधित्थ, दुर्मद तथा सुरभिच्छद- ये **कपित्थ** के नाम हैं।

वानस्पतिक नाम- *Feronia elephantum* Correa **Syn.-** *Feronia limonia* (L.) Swingle **कुल-**Rutaceae **अंग्रेजी नाम-** Wood apple

कुम्भीनामानि

तोयक्षोभकरः कुम्भी वारुणो वृक्षधूमकः।
मूषिकारिश्चित्रफलः करण्डफलकश्च सः।।२६८।।?

तोयक्षोभकर, कुम्भी, वारुण, वृक्षधूमक, मूषिकारि, चित्रफल तथा करण्डफलक- ये **कुम्भी** के नाम हैं।

नारिकेल-कदलीफल-नामानि

चोचस्त्र्यक्षो[१] नारिकेलः तुङ्गद्रुः कूर्चशेखरः।
नीरपूर्णफलः श्रृंगी मोचं तु कदलीफलम्।।२६९।।

चोच, त्र्यक्ष, नारिकेल, तुङ्गद्रु, कूर्चशेखर, नीरपूर्णफल तथा श्रृंगी,- ये **नारिकेल** के नाम हैं तथा मोच व कदलीफल- ये **कदलीफल** के नाम हैं।

नारिकेल-वानस्पतिक नाम- *Cocos nucifera* L. **Syn.-** *Calappa nucifera* (L.) Kuntze **कुल-** Arecaceae **अंग्रेजी नाम-** Coconut tree

कदलीफल-वानस्पतिक नाम- *Musa paradisiaca* L. **Syn.-** *Musa sapientum* L. **कुल-**Musaceae **अंग्रेजी नाम-** Banana tree

---

१. चोचं चिषु-मु., चोचस्त्र्यक्षो-अ.र.

कदलीनामानि

रम्भा तु कदली मोचा वृत्तपुष्पांशुमत्फला।

रम्भा, कदली, मोचा, वृत्तपुष्पा तथा अंशुमत्फला- ये **कदली** के नाम हैं।

वानस्पतिक नाम- *Musa paradisiaca* L. **Syn.-** *Musa sapientum* L. **कुल-**Musaceae **अंग्रेजी नाम-** Banana tree

करमर्दी नामानि

करमर्दी क्षीरफला श्वेतपुष्पफलेति च।।२७०।।

करमर्दी, क्षीरफला तथा श्वेतपुष्पफला- ये **करमर्दी** के नाम हैं।

वानस्पतिक नाम : *Carissa spinarum* L. **Syn.**- *Carissa congesta* Wight; *Carissa opaca* Stapf. **कुल** : Apocynace **अंग्रेजी नाम** : Wild Karanda

करमर्दकनामानि

कृष्णपाकफलाविग्नकराम्लाः करमर्दकः।

कृष्णपाकफल, आविग्नक, अम्ल तथा करमर्दक- ये **करमर्दक** के नाम हैं।

वानस्पतिक नाम : *Carissa carandas* L. **कुल** : Apocynace **अंग्रेजी नाम** : Karanda

मातुलुङ्गनामानि

मातुलुङ्गो बीजपूरो लुङ्गश्च फलपूरकः।।२७१।।

मातुलुङ्ग, बीजपूर, लुङ्ग तथा फलपूरक- ये **मातुलुङ्ग** के नाम हैं।

वानस्पतिक नाम- *Citrus medica* L. **कुल-**Rutaceae **अंग्रेजी नाम-** Citron

जम्बीरनामानि

जम्बीरो जम्भलो जम्भः जम्बो दन्तशठः स्मृतः।

जम्बीर, जम्भल, जम्भ, जम्ब तथा दन्तशठ- ये **जम्बीर** के नाम हैं।

वानस्पतिक नाम- *Citrus limon* (L.) Osbeck **Syn.-** *Citrus aurantium* subsp. *bergamia* (Risso) Wight & Arn. **कुल-**Rutaceae **अंग्रेजी नाम-** Lemon

नारङ्गनामानि

नारङ्गस्त्वक्सुगन्धाख्य ऐरावतमुखप्रियौ।।२७२।।

नारङ्ग, त्वक्सुगन्धाख्य, ऐरावत तथा मुखप्रिय- ये **नारङ्ग** के नाम हैं।

वानस्पतिक नाम- *Citrus reticulata* Blanco **Syn.-** *Citrus crenatifolia* Lush. **कुल-**Rutaceae **अंग्रेजी नाम-** Mandarin orangee

भव्यनामानि

भव्यं भविष्यं चाम्लञ्च भवं रोमफलं मतम्।

भव्य, भविष्य, अम्ल, भव तथा रोमफल- ये **भव्य** के नाम हैं।

वानस्पतिक नाम- *Dillenia indica* L. **Syn.-** *Dillenia speciosa* Thunb **कुल-** Dilleniaceae **अंग्रेजी नाम-** Elephant apple

पारावत-लिकुच-नामानि

पारावतं रैवतकं लिकुचो लकुचो डहुः।।२७३।।

पारावत व रैवतक- ये **पारावत** के नाम हैं तथा लिकुच, लकुच व डहु- ये **लिकुच** के नाम हैं।

लकुच- वानस्पतिक नाम- *Artocarpus lacucha* Buch.-Ham. **Syn.-** *Artocarpus lakoocha* Roxb. **कुल-**Moraceae **अंग्रेजी नाम-** Lakoocha

पनसनामानि

पनसः कण्टकिफलः चोचो दीर्घफलः स्मृतः।

पनस, कण्टकिफल, चोच तथा दीर्घफल- ये **पनस** के नाम हैं।

वानस्पतिक नाम- *Artocarpus integrifolia* L. f. **Syn.-** *Artocarpus integer* (Thunb.) Merr. **कुल-** Moraceae **अंग्रेजी नाम-** Jackfruit

नलिकानामानि

नलिका सुषिरा शून्या कपोतचरणा नटी।।२७४।।

नलिका, सुषिरा, शून्या, कपोतचरणा तथा नटी- ये **नलिका** के नाम हैं।

प्लक्षनामानि

स्निग्धवृक्षस्तु सक्षीरः प्लक्षः स्याद् गुडबीजकः।

स्निग्धवृक्ष, सक्षीर, प्लक्ष तथा गुडबीजक- ये **प्लक्ष** के नाम हैं।

वानस्पतिक नाम- *Ficus lacor* Buch.-Ham. **Syn**.- *Ficus avium* Gagnep. **कुल**-Moraceae **अंग्रेजी नाम-** Plaksh

कुबेराक्षीनामानि

कालवृन्ता कुबेराक्षी कुलिङ्गाक्षी च यक्षदृक्।।२७५।।

कालवृन्ता, कुबेराक्षी, कुलिङ्गाक्षी तथा यक्षदृक्- ये **कुबेराक्षी** के नाम हैं।

कारवल्लीनामानि

उग्रकाण्डः कारवल्ली[१] तोयवल्ली सुकाण्डका।

उग्रकाण्ड, कारवल्ली, तोयवल्ली तथा सुकाण्डका- ये **कारवल्ली** के नाम हैं।

टिप्पणी-मुद्रित पुस्तक में श्लोक के पूर्वार्द्ध में कुबेराक्षी पाठ मिलता है। इसके ठीक ऊपर वाले श्लोक में कुबेराक्षी के नाम आ चुके हैं। यहाँ वर्णित उग्रकाण्ड, तोयवल्ली आदि पर्याय कारवल्ली के हैं जोकि इसका मुख्य पर्याय है तथा छुटा हुआ है। श्लोक का पूर्वार्द्ध अभिधानरत्नमाला में भी मिलता है। उसके अनुसार यहाँ कारवल्ली पाठ रखा गया है।

वानस्पतिक नाम- *Momordica charantia* L. **Syn.-** *Momordica chinensis* Spreng. **कुल-**Cucurbitaceae **अंग्रेजी नाम-** Bitter squash

पञ्चाङ्गुलीनामानि

पञ्चाङ्गुली लिङ्गबीजा राजिका पिण्डवत्फला।।२७६।।

पञ्चाङ्गुली, लिङ्गबीजा, राजिका तथा पिण्डवत्फला- ये **पञ्चाङ्गुली** (शिवलिंगी) के नाम हैं।

वानस्पतिक नाम- *Bryonopsis laciniosa* (L.) Naud. **Syn.-** *Bryonia laciniosa* L. **कुल-**Cucurbitaceae **अंग्रेजी नाम-** Sivalingee

---

१. कुबेराक्षी-मु, कारवल्ली-अ.र.

तुर्यतुण्डीनामानि

तुर्यतुण्डी शिलाच्छेदी पूतिका नित्यपुष्पिका।

तुर्यतुण्डी, शिलाच्छेदी, पूतिका तथा नित्यपुष्पिका- ये **तुर्यतुण्डी** के नाम हैं

कीटहन्त्रीनामानि

पर्वमञ्जरिका कीटहन्त्री वृश्चिकहारिणी।।२७७।।

पर्वमञ्जरिका, कीटहन्त्री तथा वृश्चिकहारिणी- ये **कीटहन्त्री** के नाम हैं।

कुमारीनामानि

कुमारी व्याघ्रचरणा कन्या स्थूलदला च सा।

कुमारी, व्याघ्रचरणा, कन्या तथा स्थूलदला- ये **कुमारी** के नाम हैं।

वानस्पतिक नाम- *Aloe vera* (L.) Burm.f. **Syn.-** *Aloe barbadensis* Mill. **कुल**-Xanthorrhoeaceae **अंग्रेजी नाम-** Aloe vera .

बन्धूकनामानि

बन्धूको बन्धुजीवश्च पार्वको वृकधूमकः।।२७८।।

बन्धूक, बन्धुजीव, पार्वक तथा वृकधूमक- ये **बन्धूक** के नाम हैं।

वानस्पतिक नाम- *Pentapetes phoenicea* L. **Syn.-** *Blattaria phoenicea* Kuntze **कुल**-Malvaceae **अंग्रेजी नाम-** Noon flower

कैडर्यनामानि

कृष्णनीलः कालशाखः कैडर्यः सुरभिच्छदः।

कृष्णनील, कालशाख, कैडर्य तथा सुरभिच्छद- ये **कैडर्य** के नाम हैं।

विश्वरूपानामानि

विश्वरूपा रूप्यगण्डा रूप्यो हरिततुम्बिली (का)।।२७९।।

विश्वरूपा, रूप्यगण्डा, रूप्य तथा हरिततुम्बिली- ये **विश्वरूपा** के नाम हैं।

सूरणनामानि

अर्शोघ्नश्चाखुकन्दश्च वन्यकन्दश्च सूरणः।

अर्शोघ्न, आखुकन्द, वन्यकन्द तथा सूरण- ये **सूरण** के नाम हैं।

वानस्पतिक नाम- *Amorphophallus campanulatus* (Roxb.) Bl. ex Decne. **Syn.-** *Amorphophallus paeoniifolius* (Denst.) Nicols. **कुल-** Araceae **अंग्रेजी नाम-** Elephantyam

रक्तपादीनामानि

रक्तपादी शमीपत्रा लज्जा लोहितयष्टिका।।२८०।।

रक्तपादी, शमीपत्रा, लज्जा तथा लोहितयष्टिका- ये **रक्तपादी** के नाम हैं।

वानस्पतिक नाम- *Mimosa pudica* L. **Syn.-** *Mimosa hispidula* Kunth **कुल-**Mimosaceae **अंग्रेजी नाम-** Sensitive plant

खर्जूरीनामानि

दुरारोहा खरस्कन्धा खर्जूरी स्वादुमस्तका।

दुरारोहा, खरस्कन्धा, खर्जूरी तथा स्वादुमस्तका- ये **खर्जूरी** के नाम हैं।

वानस्पतिक नाम- *Phoenix dactylifera* L. **कुल-**Arecaceae **अंग्रेजी नाम-** Date Palm

हिन्तालीनामानि

हिन्ताली तु महाताली कुताली तिलपुष्पिका।।२८१।।
बहुस्कन्धा मृत्युफला गूढपाकी शिलाफला।

हिन्ताली, महाताली, कुताली, तिलपुष्पिका, बहुस्कन्धा, मृत्युफला, गूढपाकी तथा शिलाफला- ये **हिन्ताली** के नाम हैं।

वानस्पतिक नाम- *Cycas circinalis* L. **Syn.-** *Cycas circinalis* var. *angustifolia* Miq. **कुल-**Cycadaceae **अंग्रेजी नाम-** Queen sago

जतुवृक्षनामानि

जतुवृक्षो घनस्कन्धः कृमिवृक्षः कुशाम्रकः।।२८२।।

जतुवृक्ष, घनस्कन्ध, कृमिवृक्ष एवं कुशाम्रक- ये **जतुवृक्ष** के नाम हैं।

वानस्पतिक नाम- *Schleichera oleosa* (Lour.) Merr. **Syn.-** *Pistacia oleosa* Lour. **कुल-**Sapindaceae **अंग्रेजी नाम-** Kusum Tree

नीलिनीनामानि

नीलपत्री कालनीली नीलिनी नीलपुष्पिका।

नीलपत्री, काला, नीली, नीलिनी एवं नीलपुष्पिका- ये **नीलिनी** के नाम हैं।

काकजङ्घानामानि

काकजङ्घा ध्वाङ्क्षजङ्घा दासी कान्ता प्रचीबला।।२८३।।

काकजङ्घा, ध्वाङ्क्षजङ्घा, दासी, कान्ता तथा प्रचीबला- ये **काकजङ्घा** के नाम हैं।

वानस्पतिक नाम- *Peristrophe bicalyculata* (Retz.) Nees **Syn.-** *Dianthera bicalyculata* Retz. **कुल-**Acanthaceae **अंग्रेजी नाम-** Panicled Foldwing

शरपुङ्खानामानि

शरपुङ्खा बाणपुङ्खा मणिका चेक्षुपुङ्खिका।

शरपुङ्खा, बाणपुङ्खा, मणिका तथा इक्षुपुङ्खिका- ये **शरपुङ्खा** के नाम हैं।

वानस्पतिक नाम- *Tephrosia purpurea* (L.) Pers. **Syn.-** *Cracca piscatoria* (Aiton) Lyons **कुल-**Leguminosae **अंग्रेजी नाम-** Purple tephrosia

पुत्रदात्रीनामानि

पुत्रदात्री वृत्तपत्रा वातारिः श्वेतपुष्पिका।।२८४।।

पुत्रदात्री, वृत्तपत्रा, वातारि तथा श्वेतपुष्पिका- ये **पुत्रदात्री** के नाम हैं।

तालीशनामानि

तालीशपत्रं तालीशं तालमामलकीदलम्।

तालीशपत्र, तालीश, ताल तथा आमलकीदल- ये **तालीश** के नाम हैं।

वानस्पतिक नाम : *Abies spectabilis* (D. Don) Mirb. **Syn.-** *Abies webbiana* (Wall. ex D.Don) Lindl. **कुल** : Pinaceae

विकङ्कतनामानि

श्वासद्रुमः काकतरुः रुग्योग्यो व्याघ्रपर्ण्यपि।।२८५।।

श्वासद्रुम, काकतरु, रुग्योग्य तथा व्याघ्रपर्णी- ये **विकङ्कत** के नाम हैं।

वानस्पतिक नाम- *Flacourtia indica* (Burm.f.) Merr. **Syn.**- *Flacourtia ramontchi* L' Herit **कुल-** Flacourtiaceae **अंग्रेजी नाम-** Governer's plum

कुब्जपुष्पानामानि

कुब्जपुष्पा कृष्णवल्ली महानीला प्रतानिका।

कुब्जपुष्पा, कृष्णवल्ली, महानीला तथा प्रतानिका- ये **कुब्जपुष्पा** के नाम हैं।

खटिकानामानि

मृदुकान्तिः महाश्वेता श्वेता तु खटिका स्मृता।।२८६।।

मृदुकान्ति, महाश्वेता, श्वेता तथा खटिका- ये **खटिका** के नाम हैं।

गैरिकनामानि

रक्तपाषाणको धातुर्गिरिमृद् गैरिकः स्मृतः।

रक्तपाषाणक, धातु, गिरिमृद् एवं गैरिक- ये **गैरिक** के नाम हैं।

दुग्धपाषाणनामानि

स्तन्याख्यो दुग्धपाषाणः सौधः पाषाणको लवः।।२८७।।

स्तन्याख्य, दुग्धपाषाण, सौध, पाषाणक तथा लव- ये **दुग्धपाषाण** के नाम हैं।

गन्धकनामानि

सौगन्धिको गन्धकस्तु वैगन्धो गन्धको बलिः।

सौगन्धिक, गन्धक, वैगन्ध, गन्धक तथा बलि- ये **गन्धक** के नाम हैं।

मनःशिलानामानि

मनःशिला मनोगुप्ता मनोह्वा कुनटी शिला।।२८८।।

मनःशिला, मनोगुप्ता, मनोह्वा, कुनटी तथा शिला- ये **मनःशिला** के नाम हैं।

हरितालनामानि

हरितालमलं तालं गोदन्तं नटभूषणम्।

हरिताल, अल, ताल, गोदन्त तथा नटभूषण- ये **हरिताल** के नाम हैं।

पारदनामानि

पारदो रसधातुश्च रुद्ररेता महारसः।।२८९।।
रसेन्द्रश्चपलः सूतो हरयोनी रसोत्तमः।

पारद, रसधातु, रुद्ररेता, महारस, रसेन्द्र, चपल, सूत, हरयोनी तथा रसोत्तम- ये **पारद** के नाम हैं।

अभ्रकनामानि

अभ्रकं पार्वतीबीजं शैलोद्भूतं तथाम्बरम्।।२९०।।

अभ्रक, पार्वतीबीज, शैलोद्भूत तथा अम्बर- ये **अभ्रक** के नाम हैं।

तुत्थकनामानि

मयूरग्रीवकं तु स्यात् शिखिकण्ठं च तुत्थकम्।
अन्यत् कर्परिका तुत्थं वामनं तुत्थमेव तु।।२९१।।

मयूरग्रीवक, शिखिकण्ठ व तुत्थक- ये **तुत्थक** के नाम हैं तथा कर्परिकातुत्थ, वामन व तुत्थ- ये **कर्परीतुत्थ** के नाम हैं।

हिङ्गुलनामानि

हिङ्गुलं दरदं म्लेच्छं रसभूः चर्मरञ्जनम्।

हिङ्गुल, दरद, म्लेच्छ, रसभू तथा चर्मरञ्जन- ये **हिङ्गुल** के नाम हैं।

सिन्दूरनामानि

सिन्दूरं रक्तरेणु श्रीभूषणं नागसम्भवम्।।२९२।।

सिन्दूर, रक्तरेणु, श्रीभूषण तथा नागसम्भव- ये **सिन्दूर** के नाम हैं।

सौवर्चललवणनामानि

सौवर्चलं तु रुचकमक्षाह्वं कृष्णसञ्ज्ञकम्।

सौवर्चल, रुचक, अक्ष तथा कृष्णसञ्ज्ञक- ये **सौवर्चललवण** के नाम हैं।

विड-औद्भिद-लवणनामानि

विडं तु कृत्रिमं प्रोक्तं पृथ्वीसम्भवमौद्भिदम्।।२९३।।

विड व कृत्रिम- ये **विडलवण** के नाम हैं तथा पृथ्वीसम्भव व औद्भिद- ये **औद्भिदलवण** के नाम हैं।

सामुद्रलवणनामानि

समुद्रजं च सामुद्रं लवणं पटुनामकम्।

समुद्रज, सामुद्रलवण तथा पटुनामक- ये **सामुद्रलवण** के नाम हैं।

यवक्षार-सुवर्जिकक्षार-नामानि

यावशूको यवक्षारः स्रोतोघ्नस्तु सुवर्चिकः।।२९४।।

यावशूक व यवक्षार- ये **यवक्षार** के नाम हैं तथा स्रोतोघ्न व सुवर्चिक- ये **स्वर्जिकाक्षार** के नाम हैं।

टंकणक्षारनामानि

सौभाग्यं टंकणं क्षारः मालतीरससम्भवः।

सौभाग्य, टंकणक्षार तथा मालतीरससम्भव- ये **टंकणक्षार** के नाम हैं।

ताप्य-माक्षिक-नामानि

तापीसमुद्भवं ताप्यं माक्षिकं हैममाक्षिकम्।।२९५।।

तापीसमुद्भव व ताप्य- ये **ताप्य** के नाम हैं तथा माक्षिक व हैममाक्षिक- ये **माक्षिक** के नाम हैं।

शिलाजतुनामानि

जत्वश्मजं धातुजञ्च शिलाकर्पूरसञ्ज्ञकम्।

अश्वजतु, धातुज तथा शिलाकर्पूरसञ्ज्ञक- ये **शिलाजतु** के नाम हैं।

गोरोचना-सौराष्ट्री-नामानि

गोरोचना बदरिका सौराष्ट्री रोचना शिवा।।२९६।।

गोरोचना व बदरिका- ये **गोरोचना** के नाम हैं तथा सौराष्ट्री, रोचना व शिवा- ये **सौराष्ट्री** के नाम हैं।

लाक्षा-अलक्तक- नामानि

लाक्षा दीप्तिर्द्रुमव्याधिः क्रिमिजा लोहिता जतु।
पद्मौत्तरं तालकुम्भो यावकोऽलक्तकः स्मृतः।।२९७।।

लाक्षा, दीप्ति, द्रुमव्याधि, क्रिमिजा, लोहिता, जतु, पद्मौत्तर, तालकुम्भ, यावक तथा अलक्तक- ये **लाक्षा** व **अलक्तक** के नाम हैं।

कस्तूरीनामानि

मृगनाभिर्मृगमदः कस्तूरी दर्पसञ्ज्ञकः।

मृगनाभि, मृगमद, कस्तूरी तथा दर्पसञ्ज्ञक- ये **कस्तूरी** के नाम हैं।

लताकस्तूरिकानामानि

लताकस्तूरिका राली गन्धवेणी मुखप्रिया।।२९८।।

लताकस्तूरिका, राली, गन्धवेणी तथा मुखप्रिया- ये **लताकस्तूरिका** के नाम हैं।

वानस्पतिक नाम : *Abelmoschus moschatus* Medik. **Syn.-** *Hibiscus abelmoschus* L. **कुल** : Malvaceaee **अंग्रेजी नाम** : Musk Mallow

कर्पूरनामानि

घनसारो हिमराजः कर्पूरं हिमनामकम्।

घनसार, हिमराज, कर्पूर तथा हिमनामक- ये **कर्पूर** के नाम हैं।

वानस्पतिक नाम- *Cinnamomum camphora* (L.) Sieb. **Syn.-** *Camphora camphora* (L.) H.Karst. **कुल-**Lauraceae **अंग्रेजी नाम-** Camphor

मार्जारकस्तूरीनामानि

मृगस्वेदो मृगजलं पूतिः पूत्यण्डजः स्मृतः।।२९९।।

मृगस्वेद, मृगजल, पूति तथा पूत्यण्डज- ये **मार्जारकस्तूरी** के नाम हैं।

जातीफल-जातिपत्री-नामानि

जातीफलं मज्जसारं जातिका जातिपत्रकः।

जातीफल व मज्जसार- ये **जातीफल** के नाम हैं तथा जातिका व जातिपत्रक- ये **जातिपत्री** के नाम हैं।

वानस्पतिक नाम- *Myristica fragrans* Houtt. **कुल-**Myristicaceae **अंग्रेजी नाम-** Nutmeg aril

कक्कोलकनामानि

कक्कोलकं कोशफलं कोलकं बहुबीजकम्।।३००।।
फलं द्वीपमरीचं च कटुकं कटुकीफलम्।

कक्कोलक, कोशफल, कोलक, बहुबीजक, फल, द्वीपमरीच, कटुक एवं कटुकीफल- ये **कक्कोलक** के नाम हैं।

वानस्पतिक नाम : *Piper cubeba* L. f. **कुल** : Piperaceae **अंग्रेजी नाम** : cubebes

लवङ्गनामानि

लवङ्गं देवकुसुमं कुसुमं शेखरं लवम्।।३०१।।
निष्पत्रं च महापुष्पं स्वर्गपुष्पं वरालकम्।

लवङ्ग, देवकुसुम, कुसुम, शेखर, लव, निष्पत्र, महापुष्प, स्वर्गपुष्प तथा वरालक- ये **लवङ्ग** के नाम हैं।

वानस्पतिक नाम : *Syzygium aromaticum* (L.) Merr & L. M. Perry **Syn.**- *Caryophyllus aromaticus* L. **कुल** : Myrtaceae **अंग्रेजी नाम** : Clove

शिलापुष्पनामानि

शिलापुष्पं तु शैलेयं शिलाजं स्थविरं तथा।।३०२।।

शिलापुष्प, शैलेय, शिलाज तथा स्थविर- ये **शिलापुष्प** के नाम हैं।

वानस्पतिक नाम : *Parmelia perlata* (Huds.) Ach. **कुल** : Parmeliaceae **अंग्रेजी नाम** : Stone flower

पुष्पाञ्जननामानि

पुष्पाञ्जनं रीतिपुष्पं पुष्पकेतुश्च रीतिजम्।

पुष्पाञ्जन, रीतिपुष्प, पुष्पकेतु तथा रीतिज- ये **पुष्पाञ्जन** के नाम हैं।

समुद्रफेननामानि

समुद्रफेनं शुष्कं च फेनं वारिधिजं मलम्।।३०३।।

समुद्रफेन, शुष्कफेन तथा वारिधिमल- ये **समुद्रफेन** के नाम हैं।

शङ्खनामानि

शङ्खो वारिभवः कम्बुर्जलजो दीर्घनिःस्वनः।

शङ्ख, वारिभव, कम्बु, जलज तथा दीर्घनिस्वन- ये **शङ्ख** के नाम हैं।

प्रवालनामानि

प्रवालं वल्लिजं रक्तं विद्रुमं च प्रकीर्तितम्।।३०४।।

प्रवाल, वल्लिज, रक्त तथा विद्रुम- ये **प्रवाल** के नाम हैं।

रजतनामानि

रूप्यकं रजतं तारं ....।

रूप्यक, रजत तथा तार- ये **रजत** के नाम हैं।

सुवर्णनामानि

......................सुवर्णं कनकं स्मृतम्।

जातरूपं तथा हेम शातकुम्भं च हाटकम्।।३०५।।

जाम्बूनदं हिरण्यं च तपनीयं च काञ्चनम्।

सुवर्ण, कनक, जातरूप, हेम, शातकुम्भ, हाटक, जाम्बूनद, हिरण्य, तपनीय तथा काञ्चन- ये **सुवर्ण** के नाम हैं।

ताम्रनामानि

ताम्रमौदुम्बरं शुल्बं मिहिरं हरिनामकम्।।३०६।।

ताम्र, औदुम्बर, शुल्ब, मिहिर एवं हरिनामक- ये **ताम्र** के नाम हैं।

पित्तलनामानि

रीतिका पित्तलं पीतं[१] पीतलोहं च सैंहलम्।

रीतिका, पित्तल, पीत, पीतलोह तथा सैंहल- ये **पित्तल** के नाम हैं।

त्रपुनामानि

त्रपुसं त्रपुसञ्ज्ञं च तगरं रूप्यशत्रुकः।।३०७।।

त्रपुस, त्रपुसञ्ज्ञ, तगर तथा रूप्यशत्रुक- ये **त्रपु** के नाम हैं।

सीसक-कांस्य-नामानि

सीसकं नागमुरगं कांस्यं काशं च घोषकम्।

सीसक, नाग व उरग- ये **सीसक** के नाम हैं तथा कांस्य, काश व घोषक- ये **कांस्य** के नाम हैं।

---

१. पूति-मु.

वर्त्तलोहनामानि

वार्तलोहं वर्त्तलोहं त्रिलोहं पञ्चलोहकम्।।३०८।।

वार्तलोह, वर्त्तलोह, त्रिलोह तथा पञ्चलोहक- ये **वर्त्तलोह** के नाम हैं।

कृष्णलोहनामानि

कृष्णलोहमयःसारमायसं च शिलोद्भवम्।

कृष्णलोह, अयस्, सार, आयस तथा शिलोद्भव- ये **कृष्णलोह** के नाम हैं।

लोहकिट्टनामानि

अयोरजो लोहरजस्तकिट्टं स्यादयोमलम्।।३०९।।

अयोरज, लोहरज, किट्ट तथा अयोमल- ये **लोहकिट्ट** के नाम हैं।

चिर्पिट-बालुका-नामानि

चिर्पिटं चिप्पटं चिट्टं बालुका सिकता स्मृता।

चिर्पिट, चिप्पट व चिट्ट- ये **चिर्पिट** के नाम हैं तथा बालुका व सिकता- ये **बालुका** के नाम हैं।

अयस्कान्तनामानि

लोहकान्तमयस्कान्तं कान्तं भ्रामरचुम्बकम्।।३१०।।

लोहकान्त, अयस्कान्त, कान्त, भ्रामर तथा चुम्बक- ये **अयस्कान्त** के नाम हैं।

तीक्ष्णलोहनामानि

मृदुलोहं तीक्ष्णलोहं तीक्ष्णाख्यं सूक्ष्मलोहकम्।

मृदुलोह, तीक्ष्णलोह, तीक्ष्णाख्य तथा सूक्ष्मलोहक- ये **तीक्ष्णलोह** के नाम हैं।

विषभेदाः

कालकूटो महामुस्तो वत्सनाभो हलाहलः।।३११।।
वत्सदन्ती महाशृङ्गी लेलिहस्तालपत्रकः।
विषं च मूलकं शृङ्गी गरं कृत्रिमसञ्ज्ञकम्।।३१२।।

कालकूट, महामुस्त, वत्सनाभ, हलाहल, वत्सदन्ती, महाशृङ्गी, लेलिह, तालपत्रक, विष, मूलक, शृङ्गी, गर तथा कृत्रिमसञ्ज्ञक- ये **विष** के भेद हैं।

जलकुम्भिकानामानि

तोयच्छदा वारिपर्णी कुम्भिका जलकुम्भिका।

तोयच्छदा, वारिपर्णी, कुम्भिका तथा जलकुम्भिका- ये **जलकुम्भिका** के नाम हैं।

वानस्पतिक नाम : *Pistia stratiotes* L. **कुल** : Araceae **अंग्रेजी नाम** : Shellflower

शैवालनामानि

दीर्घमूलं जलावासं शैवालं जलसम्भवम्।।३१३।।

दीर्घमूल, जलावास, शैवाल तथा जलसम्भव- ये **शैवाल** के नाम हैं।

वानस्पतिक नाम- *Vallisneria spiralis* L. **कुल-** Hydrocharitaceae **अंग्रेजी नाम-** Eel grass

पङ्कजनामानि

पङ्कजं पुण्डरीकं च शतपत्रं कुशेशयम्।
बिसप्रसूनराजीवजलजाम्भोरुहाणि च।।३१४।।

पङ्कज, पुण्डरीक, शतपत्र, कुशेशय, बिस, प्रसून, राजीव, जलज तथा अम्भोरुह- ये **पङ्कज** के नाम हैं।

वानस्पतिक नाम- *Nelumbo nucifera* Gaertn. **Syn.-** *Nelumbium speciosum* Willd. **कुल-**Nymphaeaceae **अंग्रेजी नाम-** Sacred lotus

कुमुदनामानि

शशिप्रियं च गन्धाढ्यं कुमुदं कोकनन्दनम्।

शशिप्रिय, गन्धाढ्य, कुमुद तथ कोकनन्दन- ये **कुमुद** के नाम हैं।

वानस्पतिक नाम- *Nymphaea alba* L. **कुल-**Nymphaeaceae **अंग्रेजी नाम-** Water-lily

काकोत्पलनामानि

काकोत्पलं तु काकोत्थं काकाख्यं ह्रस्वमुत्पलम्।।३१५।।
तेषां फलं तु कुम्भीकं मूलं शालूककन्दकम्।

काकोत्पल, काकोत्थ, काकाख्य तथा ह्रस्वोत्पल- ये काकोत्पल के नाम हैं। कमल आदि के फल को **कुम्भीक** तथा मूल को शालूक व कन्दक कहते हैं।

कशेरुकनामानि

कशेरुकः सुगन्धिश्च सुकन्दो मुस्तकन्दकः।।३१६।।

कशेरुक, सुगन्धि, सुकन्द तथा मुस्तकन्दक- ये **कशेरुक** के नाम हैं।

वानस्पतिक नाम: *Actinoscirpus grossus* (L.f.) Goetgh. & D.A.Simpson **Syn.**- *Actinoscirpus grossus* var. *grossus* **कुल**: Cyperaceae **अंग्रेजी नाम**: Grassweed

शृंगाटकनामानि

शृंगाटको जलफलं जलकन्दस्त्रिकोणकः।

शृंगाटक, जलफल, जलकन्द तथा त्रिकोणक- ये **शृंगाटक** के नाम हैं।

वानस्पतिक नाम- *Trapa natans* L. **Syn.-** *Trapa acornis* Nakano **कुल**-Lythraceae **अंग्रेजी नाम-** Water Chestnut

करवीर-बकुल-नामानि

करवीरोऽश्वमारस्तु बकुलं मद्यकेसरम्।।३१७।।

करवीर व अश्वमार ये **करवीर** के नाम हैं तथा बकुल व मद्यकेसर- ये **बकुल** के नाम हैं।

करवीर-वानस्पतिक नाम- *Nerium indicum* Mill. **Syn.-** *Nerium odorum* Soland. **कुल**-Apocynaceae **अंग्रेजी नाम-** Sweet scented

बकुल -वानस्पतिक नाम : *Mimusops elengi* L. **Syn.**- *Mimusops lucida* Poir.; *Kaukenia elengi* (L.) Kuntze **कुल** : Sapotaceae **अंग्रेजी नाम** : Spanish cherry

ताम्रपुष्पीनामानि

अलक्ता माल्यशेफाली रूपिका ताम्रपुष्पिका।

अलक्ता, माल्यशेफाली, रूपिका तथा ताम्रपुष्पिका- ये **ताम्रपुष्पी** के नाम हैं।

वनमालिकानामानि

रक्तपुष्पी जपा[1] रुद्राम्लायनी वनमालिका।।३१८।।

रक्तपुष्पी, जपा, रुद्रा, अम्लायनी तथा वनमालिका- ये **वनमालिका** के नाम हैं।

आम्लायननामानि

आम्लायनो राजसैर्यः कोरण्डो नखरञ्जनः।

आम्लायन, राजसैर्य, कोरण्ड तथा नखरञ्जन- ये **आम्लायन** के नाम हैं।

तिलकनामानि

तिलकः पूर्णकः श्रीमान् सुद्युतिः शुक्लपुष्पकः।।३१९।।

तिलक, पूर्णक, श्रीमान्, सुद्युति तथा शुक्लपुष्पक- ये **तिलक** के नाम हैं।

वानस्पतिक नाम- *Wendlandia heynei* (Schult.) Santapau & Merchant **Syn.-** *Wendlandia exserta* (Roxb.) DC. **कुल**-Rubiaceae **अंग्रेजी नाम-** Tilki

मालतीनामानि

मालती सुमना जाती यूथिका गन्धनामिका।

मालती, सुमना, जाती, यूथिका तथा गन्धनामिका- ये **मालती** के नाम हैं।

वानस्पतिक नाम : *Jasminum officinale* L. **कुल** : Oleaceae **अंग्रेजी नाम** : Common jasmine

मल्लिकानामानि

मल्लिकोक्ता विचकिला द्विपुष्पी पुष्पटी तथा।।३२०।।

मल्लिका, विचकिला, द्विपुष्पी तथा पुष्पटी- ये **मल्लिका** के नाम हैं।

वानस्पतिक नाम- *Jasminum sambac* (L.) Aiton **Syn.-** *Jasminum bicorollatum* Noronha **कुल-** Oleaceae **अंग्रेजी नाम-** Arabian jasmine

कुब्जकनामानि

कुञ्जरः शतपत्रश्च कण्टकाढ्यश्च कुब्जकः।

कुञ्जर, शतपत्र, कण्टकाढ्य तथा कुब्जक- ये **कुब्जक** के नाम हैं।

१. जया-मु., जपा-अ.र.

वानस्पतिक नाम- *Rosa moschata* Herrm. **Syn.-** *Rosa arborea* Pers. **कुल-** Rosaceae **अंग्रेजी नाम-** Himalayan musk rose

शङ्खयूथिकानामानि

अट्टहासः शङ्खशुक्ला नाम्ना सा शङ्खयूथिका।।३२१।।

अट्टहास, शङ्खशुक्ला तथा शङ्खयूथिका- ये **शङ्खयूथिका** के नाम हैं।

दमनकनामानि

ऋषिर्दमनको दान्तो विनीतः कुलपत्रकः।
दमनः पाण्डुरागः स्यात्तथा गन्धोत्कटो मुनिः।।३२२।।

ऋषि, दमनक, दान्त, विनीत, कुलपत्रक, दमन, पाण्डुराग, गन्धोत्कट तथा मुनि- ये **दमनक** के नाम हैं।

वानस्पतिक नाम- *Artemisia nilagirica* (C.B.Clarke) Pamp. **Syn.-** *Artemisia vulgaris* var. *nilagirica* C.B.Clarke **कुल-**Compositae **अंग्रेजी नाम-** Common mugwort

जलनामानि

पानीयमम्बु सलिलं तोयं चोदकवारिणी।
पयः कीलालममृतं जीवनं भुवनं वनम्।।३२३।।

पानीय, अम्बु, सलिल, तोय, उदक, वारि, पयस्, कीलाल, अमृत, जीवन, भुवन तथा वन- ये **जल** के नाम हैं।

दुग्धनामानि

क्षीरं स्वादु पयो दुग्धं स्तन्यं वारि स्तनोद्भवम्।

क्षीर, स्वादु, पयस्, दुग्ध, स्तन्य, वारि तथा स्तनोद्भव- ये **दुग्ध** के नाम हैं।

दधि-सन्तान-नामानि

दधि माङ्गल्यकं चैव सन्तानं स्त्यानिका[१] स्मृता।।३२४।।

दधि व माङ्गल्यक- ये **दधि** के नाम हैं तथा सन्तान व स्त्यानिका- ये **सन्तान (मलाई)** के नाम हैं।

---

१. स्तनिका-मु., स्त्यानिका-म.नि.

तक्रनामानि

घोलं दण्डाहतं तक्रं कालशेयमुदाहृतम्।

घोल, दण्डाहत, तक्र तथा कालशेय- ये **तक्र** के नाम हैं।

घृत-नवनीत-नामानि

घृतमाज्यं हविः सर्पिः नवनीतं व घृतालयः।।३२५।।

घृत, आज्य, हविष् व सर्पिष्- ये **घृत** के नाम हैं व **नवनीत** को घृतालय कहते हैं।

गुड-खण्ड-नामानि

गुडस्त्विक्षुविकारः स्यात् खण्डं फुल्लमिति स्मृतम्।

गुड व इक्षुविकार- ये **गुड** के नाम हैं तथा खण्ड व फुल्ल- ये **खण्ड** के नाम हैं।

सितानामानि

सितोपला शर्करा च सिता मत्स्यण्डिका स्मृता।।३२६।।

सितोपला, शर्करा, सिता तथा मत्स्यण्डिका- ये **सिता** के नाम हैं।

मधुनामानि

माक्षिकं सारघं क्षौद्रं मधु पुष्परसोद्भवम्।

माक्षिक, सारघ, क्षौद्र, मधु तथा पुष्परसोद्भव- ये **मधु** के नाम हैं।

सिक्थकनामानि

मधूच्छिष्टं च मदनं सिक्थकं मक्षिकामलम्।।३२७।।

मधूच्छिष्ट, मदन, सिक्थक तथा मक्षिकामल- ये **सिक्थक** के नाम हैं।

तैलनामानि

तैलमभ्यञ्जनवरं तिलजं तिलसम्भवम्।

तैल, अभ्यञ्जनवर, तिलज तथा तिलसम्भव- ये **तैल** के नाम हैं।

वारुणीनामानि

प्रसन्ना वारुणी ज्ञेया परिस्विन्ना च सा स्मृता।।३२८।।

प्रसन्ना, वारुणी तथा परिस्विन्ना- ये **वारुणी** के नाम हैं। प्रसन्ना तथा वारुणी- ये मद्य की अवस्थाएँ भी है।

कादम्बरी-मैरेय-लक्षणम्

कादम्बरी घनसुरा मैरेयो ह्यासवो मदः।

मद्य का घनभाग **कादम्बरी** कहलाता है। आसव व मद (मद्य) को मिलाकर पुनः निर्मित पदार्थ **मैरेय** कहा जाता है।

मार्द्वीकादिलक्षणम्

मार्द्वीकं मृदुना ज्ञेयं माध्वीकं मधुना कृतम्।।३२९।।
गुडेन गौडं सितया शार्करं सैक्षुनैक्षवम्।
खण्डेन खण्डवासः स्यात् पैष्टकं पिष्टसम्भवम्।।३३०।।

मृदु (द्राक्षाफल) से निर्मित मद्य **मार्द्वीक**, मधु से निर्मित **माध्वीक**, गुड से निर्मित **गौड**, सिता से निर्मित **शार्कर**, इक्षुरस से निर्मित **ऐक्षव**, खण्ड से निर्मित **खण्डवास** तथा पिष्ट से निर्मित **पैष्टक** कहलाता है।

काञ्जिकनामानि

अवन्तिसोमो धान्याम्लमारनालं च काञ्जिकम्।

अवन्तिसोम, धान्याम्ल, आरनाल तथा काञ्जिक- ये **काञ्जिक** के नाम हैं।

शुक्तादिनामानि

शुक्तं सौवीरकं चेति तुषोदं तु तुषोदकम्।।३३१।।
यवोत्थं तण्डुलोदं च रसाम्लं शुक्तकाञ्जिकम्।

शुक्त को सौवीरक, तुषोद को तुषोदक,........तथा रसाम्ल को शुक्तकाञ्जिक कहते हैं।

गोमूत्र-गोमय-नामानि

ब्रह्माम्बु गोम्बु गोमूत्रं गोमलं गोमयं स्मृतम्।।३३२।।

ब्रह्माम्बु, गोम्बु व गोमूत्र- ये **गोमूत्र** के नाम हैं तथा गोमल व गोमय- ये **गोमय** के नाम हैं।

शालिनामानि

शालिर्व्रीहिवरश्चैव धान्यकं रक्तशूकरः।

शालि, व्रीहिवर, धान्यक तथा रक्तशूकर- ये **शालि** के नाम हैं।

यवनामानि

यवश्च स्थूलमध्यश्च वरुणो मुनिभक्षितः।।३३३।।

यव, स्थूलमध्य, वरुण तथा मुनिभक्षित- ये **यव** के नाम हैं।

वानस्पत्तिक नाम- *Hordeum vulgare* L. **Syn.-** *Frumentum sativum* E.H.L.Krause **कुल**-Poaceae **अंग्रेजी नाम**-Common barley

नीवारनामानि

अकृष्टपच्यो नीवारः शकुन्तमुनिभोजनम्।

अकृष्टपच्य, नीवार, शकुन्तभोजन तथा मुनिभोजन- ये **नीवार** के नाम हैं।

वानस्पतिक नाम- *Hygroryza aristata* (Retz.) Nees ex Wight & Arn. **Syn.-** *Leersia aristata* (Retz.) Roxb. **कुल**-Poaceae **अंग्रेजी नाम**-Asian watergrass

चणक-गोधूम-नामानि

चणकस्तु कलायः स्याद् गोधूमो म्लेच्छभोजनः।।३३४।।

चणक व कलाय- ये **चणक** के नाम हैं तथा गोधूम व म्लेच्छभोजन- ये **गोधूम** के नाम हैं।

चणक-वानस्पतिक नाम- *Cicer arietinum* L. **कुल**-Leguminosae **अंग्रेजी नाम-** Chickpea

गोधूम-वानस्पतिक नाम- *Triticum aestivum* L. **Syn.-** *Triticum sativum* Lam. **कुल**-Poaceae **अंग्रेजी नाम**-Common wheat

माष-कोद्रव-नामानि

चमसी चातिबीजा स्यात् कोरदूषस्तु कोद्रवः।

चमसी व अतिबीजा- ये **माष** के नाम हैं तथा कोरदूष व कोद्रव- ये **कोद्रव** के नाम हैं।

कोद्रव- वानस्पतिक नाम- *Paspalum scrobiculatum* L. **Syn.-** *Paspalum adelogaeum* Steud. **कुल**-Poaceae **अंग्रेजी नाम-** Kodo Millet

प्रियङ्गुनामानि

कङ्गुः सन्ध्यस्थिसम्बन्धी प्रियङ्गुः पीततण्डुलः।।३३५।।

कङ्गु, सन्धिसम्बन्धी, अस्थिसम्बन्धी, प्रियङ्गु तथा पीततण्डुल- ये **प्रियङ्गु** के नाम हैं।

वानस्पतिक नाम- *Setaria italica* (L.) P.Beauv. **Syn.-** *Alopecurus caudatus* Thunb. **कुल-**Poaceae **अंग्रेजी नाम-** Foxtail millet

गवेधुकानामानि

गवेधुका च गोजिह्वा कर्षणीया सिता तथा।

गवेधुका, गोजिह्वा, कर्षणीया तथा सिता- ये **गवेधुका** के नाम हैं।

वानस्पतिक नाम : *Coix lacryma-jobi* L. **Syn.-** *Coix lacryma* L. **कुल :** Poaceae **अंग्रेजी नाम :** Job's Tears

जूर्णानामानि

उद्दालकस्तु जूर्णाह्वो यावनालः शुकप्रियः।।३३६।।

उद्दालक, जूर्णा, यावनाल तथा शुकप्रिय- ये **जूर्णा** के नाम हैं।

वानस्पतिक नाम- *Sorghum bicolor* (L.) Moench **Syn.-** *Sorghum vulgare* Pers. **कुल-**Poaceae **अंग्रेजी नाम-** Sorghum

कृष्णमुद्गनामानि

वासन्तः कृष्णमुद्गस्तु माधवश्च सुराष्ट्रजः।

वासन्त, कृष्णमुद्ग, माधव तथा सुराष्ट्रज- ये **कृष्णमुद्ग** के नाम हैं।

मकुष्ठ-मसूर-नामानि

मकुष्ठो वनमुद्गश्च मसूरः पित्तभेषजम्।।३३७।।

मकुष्ठ व वनमुद्ग- ये **मकुष्ठ** के नाम हैं तथा मसूर व पित्तभेषज- ये **मसूर** के नाम हैं।

मकुष्ठ-वानस्पतिक नाम- *Vigna aconitifolia* (Jacq.) Marechal **Syn.-** *Dolichos dissectus* Lam. **कुल-**Fabaceae **अंग्रेजी नाम-**Moth bean

मसूर-वानस्पतिक नाम- *Lens culinaris* Medik. **Syn.-** *Ervum lens* L. **कुल-** Leguminosae **अंग्रेजी नाम-** Lentil

चणकनामानि

हरिमन्थाः सुगन्धाश्च चणकाः कृष्णकञ्चुकाः।

हरिमन्थ, सुगन्ध, चणक तथा कृष्णकञ्चुक- ये **चणक** के नाम हैं।

वानस्पतिक नाम- *Cicer arietinum* L. **कुल-**Leguminosae **अंग्रेजी नाम-** Chickpea

कुलत्थनामानि

कुलत्थः कालवृन्तश्च ताम्रवर्णोऽनिलापहा।।३३८।।

कुलत्थ, कालवृन्त, ताम्रवर्ण तथा अनिलापहा- ये **कुलत्थ** के नाम हैं।

वानस्पतिक नाम- *Macrotyloma uniflorum* (Lam.) Verdc. **Syn.-** *Dolichos uniflorus* Lam. **कुल-**Leguminosae **अंग्रेजी नाम-** Horse Gram

माषनामानि

माषस्तु पिच्छिलरसः कुरुविन्दो वृषाकरः।

माष, पिच्छिलरस, कुरुविन्द तथा वृषाकर- ये **माष** के नाम हैं।

वानस्पतिक नाम- *Vigna mungo* (L.) Hepper **Syn.-** *Azukia mungo* (L.) Masam. **कुल-**Fabaceae **अंग्रेजी नाम-** Black gram

राजमाष-कलाय-नामानि

राजमाषोऽलसान्द्रः स्यात् खञ्जकाख्यः कलायकः।।३३९।।

राजमाष व अलसान्द्र- ये **राजमाष** के नाम हैं तथा खञ्जकाख्य व कलायक- ये **कलाय** के नाम हैं।

वानस्पतिक नाम : *Vigna unguiculata* (L.) Walp. **Syn.-** *Dolichos biflorus* L. **कुल** : Fabaceae **अंग्रेजी नाम** : Cowpea

वानस्पतिक नाम- *Lathyrus sativus* L. **कुल-**Leguminosae **अंग्रेजी नाम-** Grasspea

आढकी-निष्पाव-नामानि

आढकी तुवरी प्रोक्ता निष्पावा शिम्बिका स्मृता।

आढकी व तुवरी- ये **आढकी** के नाम हैं तथा निष्पावा व शिम्बिका- ये **निष्पाव** के नाम हैं।

आढकी- वानस्पतिक नाम : *Cajanus cajan* (L.) Millsp. **Syn.**- *Cajan indorum* Medik. **कुल** : Leguminosae **अंग्रेजी नाम** : Pigeon pea

निष्पाव- वानस्पतिक नाम : *Lablab purpureus* (L.) Sweet **Syn.**- *Dolichos albus* Lour. **कुल** : Leguminosae **अंग्रेजी नाम** : Lablab

तिलनामानि

तिलः स्नेहफलः स्नेहपूर्णश्च कृष्णतैलकः।।३४०।।

तिल, स्नेहफल, स्नेहपूर्ण तथा कृष्णतैलक- ये **तिल** के नाम हैं।

वानस्पतिक नाम- *Sesamum indicum* L. **Syn.-** *Sesamum orientale* L. **कुल-**Pedaliaceae **अंग्रेजी नाम-** Sesame

त्रिफलानामानि

फलत्रयं तु त्रिफला वरा श्रेष्ठा तथोत्तमा।

फलत्रय, त्रिफला, वरा, श्रेष्ठा तथा उत्तमा- ये **त्रिफला** के नाम हैं।

दशमूलनामानि

द्विपञ्चमूलं दशकं दशमूलं दशाङ्घ्रिकम्।।३४१।।

द्विपञ्चमूल, दशक, दशमूल तथा दशाङ्घ्रिक- ये **दशमूल** के नाम हैं।

त्रिकटुनामानि

त्रिकटु त्र्यूषणं व्योषं कटुत्रयमिहोच्यते।

त्रिकटु, त्र्यूषण, व्योष तथा कटुत्रय- ये **त्रिकटु** के नाम हैं।

पञ्चकोल-त्रिजातक-नामानि

पञ्चकोलं पञ्चकटु त्रिसुगन्धि त्रिजातकम्।।३४२।।

पञ्चकोल व पञ्चकटु- ये **पञ्चकोल** के नाम हैं तथा त्रिसुगन्धि व त्रिजातक- ये **त्रिजातक** के नाम हैं।

औषधनामानि

औषधं भेषजं पथ्यमगदं च भिषग्जितम्।

औषध, भेषज, पथ्य, अगद तथा भिषग्जित्- ये **औषध** के नाम हैं।

हस्तिनामानि

कलभो वारणो दन्ती मातङ्गो द्विरदो द्विपः।।३४३।।
गजो हस्ती करीभश्च करेणुर्हस्तिनी स्मृता।

कलभ, वारण, दन्ती, मातङ्ग, द्विरद, द्विप, गज, हस्ती, करी व इभ- ये **हस्ती** (हाथी) के नाम हैं तथा करेणु व हस्तिनी- ये **हस्तिनी** (हथिनी) के नाम हैं।

अश्वनामानि

हयोऽश्वस्तुरगो वाजी सप्तिर्वाहस्तु वाडवः।।३४४।।

हय, अश्व, तुरग, वाजी, सप्ति, वाह तथा वाडव- ये **अश्व** के नाम हैं।

गर्दभनामानि

बालेयो रासभो ज्ञेयो धूसरो गर्दभः खरः।

बालेय, रासभ, धूसर, गर्दभ तथा खर- ये **गर्दभ** के नाम हैं।

उष्ट्रनामानि

करभो दीर्घगश्चोष्ट्रः क्षमी वेसरको बली।।३४५।।

करभ, दीर्घग, उष्ट्र, क्षमी, वेसरक तथा बली- ये **उष्ट्र** के नाम हैं।

शार्दूलनामानि

शार्दूलश्चित्रकायस्तु व्याघ्रः स्यात् पुण्डरीककः।

शार्दूल, चित्रकाय, व्याघ्र तथा पुण्डरीकक- ये **शार्दूल** के नाम हैं।

सिंहनामानि

पञ्चास्यो मृगराट् सिंहो हर्यक्षः केसरी हरिः।।३४६।।
कण्ठीरवश्च विज्ञेयः पिङ्गदृष्टिर्मृगादनः।

पञ्चास्य, मृगराट्, सिंह, हर्यक्ष, केसरी, हरि, कण्ठीरव, पिङ्गदृष्टि तथा मृगादन- ये **सिंह** के नाम हैं।

मृगनामानि

मृगे कुरङ्गवातायुहरिणाजिनयोनयः।।३४७।।
ताम्राभो हरिणः कृष्णस्त्वेणस्त्वक्कोमलः स्मृतः।
कृष्णसारश्चित्रमृगः रोमशा चमरी स्मृता।।३४८।।

मृग, कुरङ्ग, वातायु, हरिण तथा अजिनयोनि- ये **मृग** के नाम हैं। ताम्राभ, हरिण, कृष्ण, एण, त्वक्कोमल, कृष्णसार, चित्रमृग, रोमश तथा चमरी- ये **मृगों** के भेद हैं।

शूकरनामानि

वराहः शूकरः कीटी दंष्ट्री घोणी च रोमशः।
स्तब्धरोमा पृथुस्कन्धः क्रोडः कोलस्तथा किरिः।।३४९।।

वराह, शूकर, कीटी, दंष्ट्री, घोणी, रोमश, स्तब्धरोमा, पृथुस्कन्ध, क्रोड, कोल तथा किरि- ये **शूकर** के नाम हैं।

वानरनामानि

कपिप्लवङ्गप्लवगशाखामृगवलीमुखाः।
मर्कटो वानरः कीशा वनौकाः फलभक्षकः।।३५०।।

कपि, प्लवङ्ग, प्लवग, शाखामृग, वलीमुख, मर्कट, वानर, कीश, वनौका तथा फलभक्षक- ये **वानर** के नाम हैं।

श्रृगालनामानि

श्रृगालो जम्बुकः क्रोष्टा गोमायुर्मृगधूर्त्तकः।

श्रृगाल, जम्बुक, क्रोष्टा, गोमायु तथा मृगधूर्त्तक- ये **श्रृगाल** के नाम हैं।

पारावतनामानि

पारावतः कलरवो गेहपक्षी कपोतकः।।३५१।।

पारावत, कलरव, गेहपक्षी तथा कपोतक- ये **पारावत** के नाम हैं।

कुक्कुटनामानि

कृकवाकुस्ताम्रचूडः कुक्कुटश्चरणायुधः।

कृकवाकु, ताम्रचूड, कुक्कुट एवं चरणायुध- ये **कुक्कुट** के नाम हैं।

मयूरनामानि

मयूरो बर्हिणो बर्ही नीलकण्ठो भुजङ्गभुक्।।३५२।।
शिखावलः शिखी केकी कलापी मेघनादिनी।

मयूर, बर्हिण, बर्ही, नीलकण्ठ, भुजङ्गभुक्, शिखावल, शिखी, केकी, कलापी तथा मेघनादिनी- ये **मयूर** के नाम हैं।

उलूकनामानि

उलूको वायसारिस्तु कौशिको रजनीचरः।।३५३।।

उलूक, वायसारि, कौशिक एवं रजनीचर- ये **उलूक** के नाम हैं।

काकनामानि

काकस्तु करटोऽरिष्टः बलिपुष्टः सकृत्प्रजः।
परभृद्बलिभुग् ध्वाङ्क्षश्चिरजीवी च वायसः।।३५४।।
एकदृष्टिश्चात्मघोषः द्रोणकाकस्तु कृष्टलः[१] ।

काक, करट, अरिष्ट, बलिपुष्ट, सकृत्प्रज, परभृत्, बलिभुक्, ध्वाङ्क्ष, चिरजीवी, वायस, एकदृष्टि एवं आत्मघोष- ये **काक** के नाम हैं तथा द्रोणकाक को कृष्टल कहते हैं।

चटकनामानि

चटकः कलविङ्कश्च कुलिङ्गश्चटकाऽपि च।। ३५५।।

चटक, कलविङ्क, कुलिङ्ग तथा चटका- ये **चटक** के नाम हैं।

चर्मपथिकनामानि

विज्ञेयश्चर्मपथिकः जातुषश्चर्मसाह्वयः।

चर्मपथिक, जातुष तथा चर्मसाह्वयः- ये **चर्मपथिक** के नाम हैं।

भरद्वाजनामानि

भरद्वाजो द्विजो ब्राह्मो व्याघ्राटः खञ्जरीटकः।।३५६।।

भरद्वाज, द्विज, ब्राह्म, व्याघ्राट एवं खञ्जरीटक- ये **भरद्वाज** के नाम हैं।

---

१. कृष्णकः इत्यपि साधुः।

चातकनामानि

सारङ्गः खञ्जनश्चैव मेघवृत्तिस्तु चातकः।

सारङ्ग, खञ्जन, मेघवृत्ति तथा चातक- ये **चातक** के नाम हैं।

विशेष- अमरकोष[१], मदनपालनिघण्टु[२] व राजनिघण्टु[३] आदि अन्य कोषग्रन्थों में खञ्जरीट व खञ्जन को परस्पर पर्याय माना गया है। ये दोनों पक्षीविशेष (खंडरैच) के नाम हैं। लेकिन यहाँ पर भरद्वाज (भरदूल चिड़िया) के साथ खञ्जरीट तथा चातक पक्षी के नामों में खञ्जन का नाम संदिग्ध प्रतीत होता है।

कोकिलनामानि

वनप्रियः परभृतः कोकिलः सुस्वरः पिकः।।३५७।।

वनप्रिय, परभृत, कोकिल, सुस्वर तथा पिक- ये **कोकिल** के नाम हैं।

कच्छप-कर्कट-नामानि

गूढपात् कच्छपः कूर्मः कुलीरः कर्कटः स्मृतः।

गूढपात्, कच्छप व कूर्म- ये **कच्छप** (कछुआ) के नाम हैं तथा कुलीर व कर्कट - ये **कर्कट** (केकड़ा) के नाम हैं।

शम्बूकनामानि

शम्बूको वृत्तशङ्खश्च शङ्खको मातृगेहकः।।३५८।।

शम्बूक, वृत्तशङ्ख, शङ्खक एवं मातृगेहक- ये **शम्बूक** के नाम हैं।

मीननामानि

मीनो मत्स्योऽण्डजश्चैव.............।

मीन, मत्स्य तथा अण्डज- ये **मीन** के नाम हैं।

जलौकानामानि

..............जलौका जलशायनः।

जलौका तथा जलशायन- ये **जलौका** के नाम हैं।

---

१. खञ्जरीटस्तु खञ्जनः अमर.- २.५.१५

२. खञ्जरीटः खञ्जनकः- म.नि.- १२.७२

३. खञ्जनः खञ्जरीटकः- रा.नि.- १९.१२९

मण्डूकनामानि

मण्डूको दर्दुरो भेकः काकाहिस्तोयसर्पकः।।३५९।।

मण्डूक, दर्दुर, भेक, काकाहि तथा तोयसर्पक- ये **मण्डूक** के नाम हैं।

सर्पनामानि

सर्पः पृदाकुर्भुजगो भुजङ्गोऽहिर्भुजङ्गमः।
आशीविषो विषधरश्चक्री व्यालः सरीसृपः।।३६०।।
कुण्डली गूढपाच्चक्षुःश्रवाः काकोदरः फणी।
दर्वीकरो दीर्घपृष्ठो जिह्मगः पवनाशनः।।३६१।।
लेलिहानो दन्दशूको द्विजिह्वश्च बिलेशयः।
कृकलासो मयूरादी कालेयो बहुपन्नगः।।३६२।।

सर्प, पृदाकु, भुजग, भुजङ्ग, अहि, भुजङ्गम, आशीविष, विषधर, चक्री, व्याल, सरीसृप, कुण्डली, गूढपात्, चक्षुःश्रवा, काकोदर, फणी, दर्वीकर, दीर्घपृष्ठ, जिह्मग, पवनाशन, लेलिहान, दन्दशूक, द्विजिह्व, बिलेशय, कृकलास, मयूरादी, कालेय तथा बहुपन्नग- ये **सर्प** के नाम हैं।

सरटानामानि

शतपात् सरटा चक्री.................।

शतपात्, सरटा तथा चक्री- ये **सरटा** के नाम हैं।

नकुलनामानि

..................**नकुलः सर्पभक्षकः।**

नकुल तथा सर्पभक्षक- ये **नकुल** के नाम हैं।

नालिनीनामानि

नालिनी नालहूलीका तलाटा स्थूलदन्तिका।।३६३।।

नालिनी, नालहूलीका, तलाटा, स्थूलदन्तिका- ये **नालिनी** के नाम हैं।

मूषकनामानि

आखून्दुरुर्मूषकश्च वृकश्च दूषकः स्मृतः।

आखु, उन्दुरु, मूषक, वृक तथा दूषक- ये **मूषक** के नाम हैं।

छुछुन्दरीनामानि

छुछुन्दरी राजपुत्री विज्ञेया गन्धमूषिका।।३६४।।

छुछुन्दरी, राजपुत्री तथा गन्धमूषिका- ये **छुछुन्दरी** के नाम हैं।

गृहगोधिकानामानि

पुरोहिता कुड्यमत्स्या गौरी च गृहगोधिका।

पुरोहिता, कुड्यमत्स्या, गौरी तथा गृहगोधिका- ये **गृहगोधिका** के नाम हैं।

गोधानामानि

गोधेरकाकृतिर्गोधा प्राग्बाहुर्युग्मजिह्वकः।।३६५।।

गोधेरकाकृति, गोधा, प्राग्बाहु तथा युग्मजिह्वक- ये **गोधा** के नाम हैं।

बिडालनामानि

ओतुर्विडालो मार्जारो वृषदंशक आखुभुक्।

ओतु, विडाल, मार्जार, वृषदंशक तथा आखुभुक्- ये **बिडाल** के नाम हैं।

पिपीलकनामानि

उदङ्घा कपिजङ्घा तु लोहिताङ्गः पिपीलकः।।३६६।।

उदङ्घा, कपिजङ्घा, लोहिताङ्ग तथा पिपीलक- ये **पिपीलक** के नाम हैं।

गण्डूपदानामानि

गण्डूपदो भूमिलता भूनागो वर्षजालकः।

गण्डूपद, भूमिलता, भूनाग एवं वर्षजालक- ये **गण्डूपद** (केंचुआ) के नाम हैं।

मधुकरनामानि

मधुव्रतो मधुकरो मधुलिट् मधुपस्तथा।।३६७।।
द्विरेफः पुष्पलिड् भृङ्गः षट्पदभ्रमरावलिः।

मधुव्रत, मधुकर, मधुलिट्, मधुप, द्विरेफ, पुष्पलिह, भृङ्ग, षट्पद, भ्रमर तथा अलि- ये **मधुकर** के नाम हैं।

मधुमक्षिकानामानि

इन्दिन्दिरश्चञ्चरीकः सरघा मधुमक्षिका।।३६८।।
लम्बरोमा मक्षिका च पगदीपनिवारणी।
पतङ्गिका पुत्तिका स्यात् दंशस्तु वनमक्षिका।।३६९।।
भृङ्गारी चीरुका चीरी झिल्लिका घर्घरस्वना।

इन्दिन्दिर, चञ्चरीक, सरघा व मधुमक्षिका- ये **मधुमक्षिका** (बड़ी शहद की मक्खी) के नाम हैं। ....। पतङ्गिका व पुत्तिका- ये **पुत्तिका** (छोटी शहद की मक्खी) के नाम हैं। दंश व वनमक्षिका- ये **दंश** (वन मक्खी) के नाम हैं। भृङ्गारी, चीरुका, चीरी, झिल्लिका तथा घर्घरस्वना- ये **भृङ्गारी** (झिङ्गुर) के नाम हैं।

पतङ्ग-खद्योत-नामानि

पतङ्गः शलभो ज्ञेयः खद्योतो ज्योतिरिङ्गणः।।३७०।।

पतङ्ग व शलभ- ये **पतङ्ग** के नाम हैं तथा खद्योत व ज्योतिरिङ्गण- ये **खद्योत** (जुगनू) के नाम हैं।

महिषनामानि

लुलायो महिषो वाहद्वेषी कासरसैरिभौ।

लुलाय, महिष, वाहद्वेषी, कासर तथा सैरिभ- ये **महिष** (भैंसा) के नाम हैं।

गवयनामानि

वन्यस्तु गवयो ज्ञेयः..................।

वन्य तथा गवय- ये **गवय** (नील गाय) के नाम हैं।

वृषनामानि

................ककुद्मान् गोपतिर्वृषः।।३७१।।
उक्षानड्वान् बलीवर्दः सुरभिर्गोपकः स्मृतः।

ककुद्मान्, गोपति, वृष, उक्षा, अनड्वान्, बलीवर्द, सुरभि तथा गोपक- ये **बलीवर्द** (बैल) के नाम हैं।

गृष्टि-बष्कयणीनामानि

सकृत्प्रसूता गृष्टिः स्यात् बष्कयण्येकहायनी।।३७२।।

सकृत्प्रसूता (एक बार ब्याई हुई गाय) को गृष्टि तथा एकहायनी (जिसका बछड़ा लगभग १ वर्ष का हो गया है/तरुणवत्सा) गाय को बष्कयणी कहते हैं।

रसनामानि

अन्नसारो रसो रक्तयोनिः स्याद् दृढधातुकः।

अन्नसार, रस, रक्तयोनि तथा दृढधातुक- ये **रस** के नाम हैं।

रक्तनामानि

रक्तं शोणं मांसकरं शोणितं रसज(क्षतज)मसृक्।।३७३।।

रक्त, शोण, मांसकर, शोणित, रसज(क्षतज) तथा असृक्- ये **रक्त** के नाम हैं।

मांसनामानि

पलं मासं शोणितोत्थं पिशितं क्रव्यमामिषम्।

पल, मास, शोणितोत्थ, पिशित, क्रव्य तथा अमिष- ये **मांस** के नाम हैं।

मेद-वसानामानि

पिच्छा मांसोद्भवं मेदो वसा मेदःसमुद्भवा।।३७४।।

पिच्छा, मांसोद्भव व मेद- ये **मेद** के नाम हैं। मेद की उपधातु **वसा** है। वसा मेद से उत्पन्न होती है।

अस्थिनामानि

मेदःसम्भवमस्थि स्याद्देहसन्धानधारणम्।

मेदःसम्भव, अस्थि तथा देहसन्धानधारण- ये **अस्थि** के नाम हैं।

मज्जानामानि

अस्थिसारस्तथा मज्जा स्नेहसारोऽस्थिसम्भवः।।३७५।।

अस्थिसार, मज्जा, स्नेहसार तथा अस्थिसम्भव- ये **मज्जा** के नाम हैं।

वीर्यनामानि

शुक्लं तेजो बीजपुंस्त्वे रेतो वीर्यान्त्यधातुके।
ओजस्तु धातुसारः स्यात् सौम्यो हृदयदीपनः।।३७६।।

शुक्ल, तेज, बीज, पुंस्त्व, रेत, वीर्य, अन्त्यधातुक, ओज, धातुसार, सौम्य तथा हृदयदीपन- ये **वीर्य** के नाम हैं।

वातनामानि

अनिलो मारुतो वायु: मरुत्प्राण: प्रभञ्जन:।
समीरणो मातरिश्वा पवनश्च सदागति:।।३७७।।

अनिल, मारुत, वायु, मरुत्, प्राण, प्रभञ्जन, समीरण, मातरिश्वा, पवन तथा सदागति- ये **वात** के नाम हैं।

पित्त-कफ-नामानि

मायु: पित्तं वह्निकान्तं कफ: श्लेष्मा च पिच्छिल:।

मायु, पित्त, वह्नि व कान्त- ये **पित्त** के नाम हैं तथा कफ, श्लेष्मा व पिच्छिल- ये **कफ** के नाम हैं।

पङ्क-मृत्तिका-नामानि

कर्दम: पङ्कजम्बालौ मृत्सा मृत्स्ना च मृत्तिका।।३७८।।

कर्दम, पङ्क व जम्बाल- ये **पङ्क** (कीचड़) के नाम हैं तथा मृत्सा, मृत्स्ना व मृत्तिका- ये **मृत्तिका** (प्रशस्त मिट्टी) के नाम हैं।

अङ्गारधानी-तैलपात्र-नामानि

हसन्तिकाङ्गारधानी तैलपात्रं कुतू: स्मृता।

हसन्तिका व अङ्गारधानी- ये **अङ्गारधानी** (अंगीठी) के नाम हैं तथा तैलपात्र (तैल रखने के बर्तन) को **कुतू** कहते हैं।

पाषाणनामानि

पाषाणप्रस्तरग्रावोपलाश्मान: शिला दृषत्।।३७९।।

पाषाण, प्रस्तर, ग्राव, उपल, अश्म, शिला तथा दृषत्- ये **पाषाण** (पत्थर) के नाम हैं।

पृथिवीनामानि

पृथ्वी वसुन्धराख्या च गोर्भूमिर्मेदिनी मही।
धरा धरित्री धरणी क्षोणी ज्या काश्यपी क्षिति:।।३८०।।

सर्वंसहा वसुमती वसुधोर्व्यचला स्मृता।
विश्वम्भरा रसानन्ता गोत्रा कुः पृथिवी क्षमा।।३८१।।
अवनी भूतधात्री च विपुला सागराम्बरा।

पृथ्वी, वसुन्धरा, गो, भूमि, मेदिनी, मही, धरा, धरित्री, धरणी, क्षोणी, ज्या, काश्यपी, क्षिति, सर्वंसहा, वसुमती, वसुधा, उर्वी, अचला, विश्वम्भरा, रसा, अनन्ता, गोत्रा, कु, पृथिवी, क्षमा, अवनी, भूतधात्री, विपुला तथा सागराम्बरा- ये **पृथिवी** के नाम हैं।

रविनामानि

सूरो हंसो रविर्भानुः पतङ्गोऽर्को दिवाकरः।।३८२।।
प्रद्योतनो दिनमणिः खद्योतो द्युमणिस्तथा।
ब्रध्नः प्रभाकरो भास्वान् द्वादशात्मा दिवाकरः।।३८३।।
सविता च सहस्रांशुर्मार्त्तण्डश्च विकर्तनः।
कर्मसाक्षी जगच्चक्षुरंशुमाली त्रयीतनुः।।३८४।।
विभावसुर्ग्रहपतिस्त्विषाम्पतिरहर्पतिः।

सूर, हंस, रवि, भानु, पतङ्ग, अर्क, दिवाकर, प्रद्योतन, दिनमणि, खद्योत, द्युमणि, ब्रध्न, प्रभाकर, भास्वान्, द्वादशात्मा, दिवाकर, सविता, सहस्रांशु, मार्त्तण्ड, विकर्तन, कर्मसाक्षी, जगच्चक्षु, अंशुमाली, त्रयीतनु, विभावसु, ग्रहपति, त्विषाम्पति तथा अहर्पति- ये **रवि** (सूर्य) के नाम हैं।

चन्द्रनामानि

शीतांशुरिन्दुश्चन्द्रमाः शशी चन्द्रो निशाकरः।।३८५।।
विधुः सुधांशुः शुभ्रांशुरोषधीशो निशापतिः।
अब्जो जैवातृकः सोमो ग्लौर्मृगाङ्कः कलानिधिः।।३८६।।
द्विजराजः शशधरो नक्षत्रेशः क्षपाकरः।

शीतांशु, इन्दु, चन्द्रमा, शशी, चन्द्र, निशाकर, विधु, सुधांशु, शुभ्रांशु, ओषधीश, निशापति, अब्ज, जैवातृक, सोम, ग्लौ, मृगाङ्क, कलानिधि, द्विजराज, शशधर, नक्षत्रेश तथा क्षपाकर- ये **चन्द्र** (चन्द्रमा) के नाम हैं।

मङ्गल-बुध-नामानि

अङ्गारकः कुजो भौमो रौहिणेयो बुधो द्विजः।।३८७।।

अङ्गारक, कुज व भौम- ये **मङ्गल** के नाम हैं तथा रौहिणेय, बुध व द्विज- ये **बुध** के नाम हैं।

बृहस्पति-शुक्र-नामानि

गुरुर्बृहस्पतिर्मन्त्री चोशना भार्गवः कविः।

गुरु, बृहस्पति व मन्त्री- ये **बृहस्पति** के नाम हैं तथा उशना, भार्गव व कवि- ये **शुक्र** के नाम हैं।

शनि-राहु-केतु-नामानि

शनिः पङ्गु सूर्यपुत्रः सैंहिकेयो विधुन्तुदः।।३८८।।
तमस्तु राहुः स्वर्भानुः केतुस्तु ध्वजनामकः।

शनि, पङ्गु व सूर्यपुत्र- ये **शनि** के नाम हैं। सैंहिकेय, विधुन्तुद, तमस्, राहु व स्वर्भानु- ये **राहु** के नाम हैं तथा केतु व ध्वजनामक- ये **केतु** के नाम हैं।

नक्षत्रनामानि

उडु नक्षत्रमृक्षं भं.................।

उडु, नक्षत्र, ऋक्ष तथा भ- ये **नक्षत्र** (तारा) के नाम हैं।

निशानामानि

...............दोषा नक्तं निशा क्षपा।।३८९।।
क्षणदा यामिनी रात्रिस्त्रियामा चोरवल्लभा।

दोषा, नक्त, निशा, क्षपा, क्षणदा, यामिनी, रात्रि, त्रियामा तथा चोरवल्लभा- ये **निशा** (रात्रि) के नाम हैं।

दिवसनामानि

दिनाहनी वासरश्च घस्रो भास्करवल्लभः।।३९०।।

दिन, अहन्, वासर, घस्र, भास्कर तथा वल्लभ- ये **दिवस** के नाम हैं।

शिवनामानि

शम्भुरीशः पशुपतिः शिवः शूली महेश्वरः।
ईश्वरः शर्व ईशानः शङ्करश्चन्द्रशेखरः।।३९१।।
भूतेशः खण्डपरशुर्गिरीशो गिरिशो मृडः।
मृत्युञ्जयः कृत्तिवासाः पिनाकी प्रमथाधिपः।।३९२।।
उग्रः कपर्दी श्रीकण्ठः शितिकण्ठः कपालभृत्।
वामदेवो महादेवो विरूपाक्षस्त्रिलोचनः।।३९३।।
कृशानुरेताः सर्वज्ञो धूर्जटिर्नीललोहितः।
हरः स्मरहरो भर्गस्त्र्यम्बकस्त्रिपुरान्तकः।।३९४।।
गङ्गाधरोऽन्धकरिपुः क्रतुध्वंसी वृषध्वजः।
व्योमकेशो भवो भीमः स्थाणू रुद्र उमापतिः[1]।।३९५।।

शम्भु, ईश, पशुपति, शिव, शूली, महेश्वर, ईश्वर, शर्व, ईशान, शङ्कर, चन्द्रशेखर, भूतेश, खण्डपरशु, गिरीश, गिरिश, मृड, मृत्युञ्जय, कृत्तिवासा, पिनाकी, प्रमथाधिप, उग्र, कपर्दी, श्रीकण्ठ, शितिकण्ठ, कपालभृत्, वामदेव, महादेव, विरूपाक्ष, त्रिलोचन, कृशानुरेता, सर्वज्ञ, धूर्जटि, नीललोहित, हर, स्मरहर, भर्ग, त्र्यम्बक, त्रिपुरान्तक, गङ्गाधर, अन्धकरिपु, क्रतुध्वंसी, वृषध्वज, व्योमकेश, भव, भीम, स्थाणु, रुद्र तथा उमापति- ये **शिव** के नाम हैं।

पार्वतीनामानि

उमा कात्यायनी गौरी काली हैमवतीश्वरी।
शिवापर्णा भवानी च पार्वती चण्डिकाम्बिका।।३९६।।

उमा, कात्यायनी, गौरी, काली, हैमवती, ईश्वरी, शिवा, अपर्णा, भवानी, पार्वती, चण्डिका तथा अम्बिका- ये **पार्वती** के नाम हैं।

विष्णुनामानि

अजो हरिर्वासुदेवो दैत्यारिः पुरुषोत्तमः।
विष्णुर्नारायणः कृष्णो वैकुण्ठो विष्टरश्रवाः।।३९७।।
दामोदरो हृषीकेशः केशवो माधवः स्वभूः।

१. अमर.-१.१.३०-३६

पीताम्बरोऽच्युतः शार्ङ्गी विष्वक्सेनो जनार्दनः।।३९८।।

उपेन्द्र इन्द्रावरजश्चक्रपाणिश्चतुर्भुजः[1]।

अज, हरि, वासुदेव, दैत्यारि, पुरुषोत्तम, विष्णु, नारायण, कृष्ण, वैकुण्ठ, विष्टरश्रवा, दामोदर, हृषीकेश, केशव, माधव, स्वभू, पीताम्बर, अच्युत, शार्ङ्गी, विष्वक्सेन, जनार्दन, उपेन्द्र, इन्द्रावरज, चक्रपाणि तथा चतुर्भुज- ये **विष्णु** के नाम हैं।

लक्ष्मीनामानि

लक्ष्मी पद्मालया पद्मा कमला श्रीर्हरिप्रिया।।३९९।।

इन्दिरा लोकमाता मा क्षीराब्धितनया रमा[2]।

लक्ष्मी, पद्मालया, पद्मा, कमला, श्री, हरिप्रिया, इन्दिरा, लोकमाता, मा, क्षीराब्धितनया तथा रमा- ये **लक्ष्मी** के नाम हैं।

मूलनामानि

नेत्रं पादः शिफा चांघ्रिर्मूलं शालूककन्दकौ।।४००।।

नेत्र, पाद, शिफा, अंघ्रि, मूल, शालूक तथा कन्दक- ये **मूल** के नाम हैं।

त्वक्नामानि

त्वक् चर्म वल्कलं प्रोक्तं विटपः शिखरं शिरः।

त्वक्, चर्म व वल्कल- ये **त्वक्** के नाम हैं। विटप, शिखर व शिरस्- ये **शिखर** के नाम हैं।

पत्रनामानि

पत्रं दलं छदः पर्णं पलाशश्छदनं तथा।।४०१।।

पत्र, दल, छद, पर्ण, पलाश व छदन- ये **पत्र** के नाम हैं।

प्रवाल-मुकुल-नामानि

पल्लवस्तु प्रवालः स्यान्मुकुलं कोरकं स्मृतम्।

कलिका जालकश्चैव कोरकक्षारकुड्मलाः।।४०२।।

१. अमर.-१.१.१८-२०

२. अमर.-१.१.२७

पल्लव व प्रवाल- ये **नवीन पत्र** के नाम हैं तथा मुकुल व कोरक- ये **अल्पविकसित कली** के नाम हैं। कलिका, जालक, कोरक, क्षार तथा कुड्मल- ये **कली** के नाम हैं।

पुष्पनामानि

प्रसूनं सुमनः सूनं पुष्पं च कुसुमं स्मृतम्।

प्रसून, सुमन, सून, पुष्प तथा कुसुम- ये **पुष्प** के नाम हैं।

आम-पक्व-नामानि

आमं शलाटुसञ्ज्ञं तु पक्वं फलमुदाहृतम्।।४०३।।

अपक्व फल को **शलाटु** तथा पक्व फल को **फल** कहते हैं।

मकरन्दनामानि

मकरन्दः पुष्परसः दलोत्थो दलजो रसः।

मकरन्द, पुष्परस, दलोत्थ तथा दलरस- ये **मकरन्द** के नाम हैं।

औषधनामानि

औषधं भेषजं पथ्यमगदं च भिषग्जितम्[१]**।।४०४।।**

औषध, भेषज, पथ्य, अगद तथा भिषग्जित- ये **औषध** के नाम हैं।

क्रियानामानि

क्रिया चिकित्सितं शस्तं प्रायश्चित्तं समाहितम्।

क्रिया, चिकित्सित, शस्त, प्रायश्चित्त तथा समाहित- ये **क्रिया** के नाम हैं।

वैद्यनामानि

रोगहारोऽगदङ्कारो भिषग् वैद्यश्चिकित्सकः।।४०५।।
रोगज्ञो जीवनो विद्वानायुर्वेदी गदान्तकः।

रोगहार, अगदङ्कार, भिषग्, वैद्य, चिकित्सक, रोगज्ञ, जीवन, विद्वान्, आयुर्वेदी तथा गदान्तक- ये **वैद्य** के नाम हैं।

---

१. पंक्तिरियं ३४३ तमे श्लोकेऽपि लभ्यते।

शीतांश्वमृतलक्ष्मीभिर्जुष्टोऽसौ धनसंयुतः ।।४०६।।

क्षीराब्धिजश्चाब्जयोनिः पायाद् धन्वन्तरिस्तथा।

समुद्रमन्थन काल में क्षीरोदधि (क्षीरसागर) से चन्द्र, अमृत एवं लक्ष्मी के साथ उद्गत धनसंयुक्त, वैद्यों के ब्रह्मा भगवान् धन्वन्तरि हमारी रक्षा करें।

नासत्यावश्विनौ दस्रावाश्विनेयौ च तावुभौ।

रक्षतां देवभिषजौ वैद्यपुत्रान् स्वरोचिषा[१] ।।४०७।।

जो नासत्य, अश्विनीकुमार, दस्र एवं आश्विनेय नामों से विख्यात हैं, वे देवों के वैद्य अपने तेज से वैद्यपुत्रों की रक्षा करें।

।। इति श्रीमदाचार्यवाहटकृतनिघण्टुः समाप्तः[२] ।।

★ ★ ★

१. इतोऽग्रे अष्टाङ्गनिघण्टोः तमिल -हस्तलिखितमातृकायां अयं श्लोक अधिकः लभ्यते-
सहस्सहस्यौ हेमन्तौ मार्गपौषौ च कथ्यते। तपस्तपस्यौ शिशिरस्तौ स्मृतौ माघफाल्गुनौ।।
यदत्र किञ्चिन्न प्रोक्तमन्यथा परिरूपितम्। भिषग्भिस्तत्तदालोच्यमायुर्वेदानुसारतः।।
इति श्रीमदाचार्यवाहटकृतनिघण्टुः समाप्तः।।

२. इति श्रीमद्वाहटाचार्यविरचितायामष्टाङ्गहृदयसंहितायामष्टाङ्गनिघण्टुः समाप्तः- पुष्पिकेयं तञ्जौरलब्धमातृकायां लभ्यते। ग्रन्थाकः- ११२९७

परिशिष्ट- १

अष्टाङ्गनिघण्टु में प्रयुक्त छन्दों का विवरण

इस परिशिष्ट में अष्टाङ्गनिघण्टु में प्रयुक्त विविध छन्दों का विवरण श्लोकसंख्या सहित दिया गया है। यहाँ निर्दिष्ट छन्दों के लक्षण श्रीकेदारभट्ट द्वारा रचित 'वृत्तरत्नाकर' नामक ग्रन्थ से लिए गए हैं।

अनुष्टुप् छन्दः- श्लोके षष्ठं गुरु ज्ञेयं सर्वत्र लघु पञ्चमम्।
द्विचतुष्पादयोर्ह्रस्वं सप्तमं दीर्घमन्ययोः।।

अनुष्टुप् छन्द के अतिप्रसिद्ध होने के कारण यहाँ पर उसका विवरण नहीं दिया गया है।

आर्याछन्दः- यस्याः पादे प्रथमे द्वादश मात्रास्तथा तृतीयेऽपि।
अष्टादश द्वितीये चतुर्थके पञ्चदश साऽऽर्या।।
१४३, १४४

इन्द्रवज्राछन्दः- स्यादिन्द्रवज्रा यदि तौ जगौ गः। (वृत्त.- ३.२८)
१६६

उपचित्राछन्दः- उपचित्रा नवमे परयुक्ते। (वृत्त.- २.३६)
४२

उपजातिछन्दः- अनन्तरोदीरित लक्ष्मभाजौ, पादौ यदीयावुपजातयस्ताः। (वृत्त.- ३.३०)
२, १५४

द्रुतविलम्बितछन्दः- द्रुतविलम्बितमाह नभौ भरौ। (वृत्त.- ३.४९)
९०

मात्रासमकछन्दः- मात्रासमकं नवमो ल्गान्तम्। (वृत्त.- २.३२)
६३

मालिनीछन्दः- ननमयययुतेयं मालिनी भोगिलोकैः। (वृत्त.- ३.८७)
७९, १२९

वसन्ततिलकाछन्दः- उक्ता वसन्ततिलका छन्दः तभजाजगौ गः। (वृत्त.- ३.७९)
६८, १०३, १६९

शार्दूलविक्रीडितम्- सूर्याश्वैर्मसजस्तताः सगुरवः शार्दूलविक्रीडितम्। (वृत्त.-३.१०१)

३०, १७९

शालिनीछन्दः- शालिन्युक्ता म्तौ तगौ गोऽब्धिलोकैः। (वृत्त.-३.३४)

१२१

शुद्धविराडितछन्दः- म्सौ ज्गौ शुद्धविराडिदं मतम्। (वृत्त.-३.२१)

१५५

स्रग्धराछन्दः- म्रभ्नैर्यानां क्रमेण त्रिमुनियतियुता स्रग्धरा कीर्तितेयम्। (वृत्त.-३.१०४)

१९१

स्वागताछन्दः- स्वागतेति रनभाद् गुरुयुग्मम्। (वृत्त.-३.३९)

११३

★ ★ ★

परिशिष्ट- २

अष्टाङ्गनिघण्टु में वर्णित द्रव्यनामों की अकारादिक्रम से अनुक्रमणिका

ख

★ ★ ★

परिशिष्ट- ३

Index of Botanical Names & Synonyms

★ ★ ★

परिशिष्ट- ४

सन्दर्भग्रन्थसूची व संक्षिप्ताक्षर-सूची

अभिधानचिन्तामणि- (श्री हेमचन्द्राचार्य), श्री जैन साहित्य वर्धक सभा, अहमदाबाद, गुजरात, (वि.सं. २०३२)।

अमरकोष - श्रीमन्नालाल 'अभिमन्यु', चौखम्बा विद्याभवन, वाराणसी, प्रथम संस्करण, (२००८ ई.)।

अष्टाङ्गनिघण्टु - सम्पादक- आचार्य प्रियव्रत शर्मा, कुप्पुस्वामी शास्त्री रिसर्च इन्सटीट्यूट, चेन्नई (१९७३ ई.)।

अष्टाङ्गहृदयम् - सम्पादक- पण्डित हरि सदाशिव शास्त्री पराडकर, चौखम्बा सुरभारती प्रकाशन, वाराणसी, (२०१४ ई.)।

अष्टाङ्गसङ्ग्रह - सम्पादक- कविराज अत्रिदेवगुप्त, चौखम्बा कृष्णदास अकादमी, वाराणसी, (२०११ ई.)।

कैय्यदेव निघण्टु - सम्पादक- आचार्य प्रियव्रत शर्मा, चौखम्बा ओरियन्टालिया, वाराणसी, द्वितीयसंस्करण, (२०१३ ई.)।

चरकसंहिता - सम्पादक- श्री यादव शर्मा, चौखम्बा सुरभारती प्रकाशन, वाराणसी, (२००० ई.)।

धन्वन्तरि निघण्टु - सम्पादक- आचार्य प्रियव्रत शर्मा, चौखम्बा ओरियन्टालिया, वाराणसी-१ (२००२ ई.)।

निघण्टुशेष- - केन्द्रीय आयुर्वेद परिषद्, नई दिल्ली।

मदनपालनिघण्टु - सम्पादक- पंडित श्री रामप्रसाद, खेमराज श्री कृष्णदास, मुम्बई, (१९९० ई.)।

मदनपालनिघण्टु - सम्पादक- प्रो. ज्ञानेन्द्र पाण्डेय, चौखम्बा ओरियन्टालिया, वाराणसी, प्रथम संस्करण (२०१२ ई.)।

मेदिनीकोश - सम्पादक- पंडित जगन्नाथ शास्त्री होशिङ्ग, चौखम्बा संस्कृत संस्थान, वाराणसी, प्रथम संस्करण, (१९६८ई.)।

राजनिघण्टु - सम्पादक- डॉ. इन्द्रदेव त्रिपाठी, चौखम्बा कृष्णदास अकादमी, वाराणसी, द्वितीय संस्करण, (१९९८ ई.)।

राजनिघण्टुसहितो धन्वन्तरीयनिघण्टुः - गणेश शास्त्री गोखले, आनन्द आश्रम ग्रन्थमाला, पुणे, (१९८६ ई.)।

वृत्तरत्नाकरः - (श्री केदार भट्ट), व्याख्याकार आ.बलदेव उपाध्याय,

चौखम्बा सुरभारती प्रकाशन, वाराणसी (२०१७)।

वैद्यकशब्दसिन्धु - उमेशचन्द्र गुप्त, चौखम्बा ओरियन्टालिया, वाराणसी, पञ्चम संस्करण, (२००५ ई.)।

शब्दकल्पद्रुम - प्रो.वी. कुटुम्ब शास्त्री, राष्ट्रीय संस्कृतसंस्थान, नई दिल्ली, नाग पब्लिशर्स, द्वितीयसंस्करण (२००२ ई.)।

सुश्रुतसंहिता - सम्पादक- श्री यादव शर्मा, श्री नारायण रामाचार्य, चौखम्बा सुरभारती प्रकाशन, वाराणसी (२०१४ ई.)।

सोढल निघण्टु - सम्पादक- आचार्य प्रियव्रत शर्मा, प्राच्यविद्या संस्थान, बडौदा, गुजरात (१९७८)।

संस्कृतहिन्दीकोश - वामन शिवराम आप्टे, चौखम्बा विद्याभवन, वाराणसी, (२०१२ ई.)।

हृदयदीपकनिघण्टु - सम्पादक- आचार्य बालकृष्ण, दिव्य प्रकाशन, पतञ्जलि योगपीठ हरिद्वार (उत्तराखण्ड), प्रथम संस्करण, ४ अगस्त, २०१६ ई.

संक्षिप्ताक्षर-सूची

अ.र.	-	अभिधानरत्नमाला
अ.हृ.सू. (सर्वाङ्ग०)	-	अष्टाङ्गहृदय, सूत्रस्थान, सर्वाङ्गसुन्दरा व्याख्या
अ.हृ.सू. (आयुर्वेद०)	-	अष्टाङ्गहृदय, सूत्रस्थान, आयुर्वेद रसायन व्याख्या
कै.नि.	-	कैय्यदेवनिघण्टु
च.नि.	-	चन्द्रनिघण्टु
ध.नि.	-	धन्वन्तरिनिघण्टु
मु.	-	आचार्य प्रियव्रत शर्मा द्वारा सम्पादित पुस्तिका
नि.शे.	-	निघण्टुशेष
रा.नि.	-	राजनिघण्टु
स.नि.	-	सरस्वतीनिघण्टु
सो.नि.	-	सोढलनिघण्टु

★ ★ ★